암환자의
슬기로운 병원 생활

김범석

항암 치료를 통해 암환자분들이 삶의 질을 유지하고, 의미 있는 삶이 연장되도록 돕고 있다.

서울에서 태어나 서울대학교 의과대학을 졸업했다. 서울대병원 내과에서 전공의 과정을 마친 뒤, 서울대병원 혈액종양내과에서 전임의 과정을 마쳤다. 현재 서울대병원 혈액종양내과 임상 부교수로 근무하고 있으며, 미국임상암학회, 미국암학회, 유럽종양내과학회, 대한항암요법연구회, 한국종양내과학회 등 여러 학회 회원으로 활동하고 있다. 제3회 보령의사수필문학상 대상을 받았으며, 『에세이문학』을 통해 수필가로도 등단한 바 있다. 저서로 『진료실에서 못 다한 항암 치료 이야기』, 『천국의 하모니카』, 『항암 치료란 무엇인가』, 『암, 나는 나 너는 너』, 『어떤 죽음이 삶에게 말했다』가 있다.
항암 치료를 받는 환자들에게 유용한 정보를 제공하고자 블로그(http://blog.naver.com/bhumsuk)를 운영하고 있다.

암환자의 슬기로운 병원생활

초판 1쇄 발행 2020년 1월 7일
초판 2쇄 발행 2022년 6월 20일

지은이 김범석
펴낸이 양동현
펴낸곳 아카데미북
　　　　출판등록 제13-493호
　　　　주소 136-034, 서울 성북구 동소문로13가길 27
　　　　전화 02) 927-2345 팩스 02) 927-3199

ISBN 978-89-5681-192-5 / 13510

＊잘못 만들어진 책은 구입한 곳에서 바꾸어 드립니다.

www.iacademybook.com

이 도서의 국립중앙도서관 출판시도서목록(CIP)은
e-CIP홈페이지(http://www.nl.go.kr/ecip)와 국가자료공동목록시스템(http://www.nl.go.kr/kolisnet)에서
이용하실 수 있습니다. CIP제어번호 : CIP2019043122

암환자의 슬기로운 병원 생활

• 김범석 지음

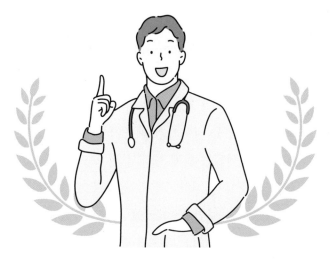

'암을 진단 받은 사람'이 병원 생활 잘하는 법

암에 대해 정확히 알고 나면 두려움은 희망이 된다

아카데미북

평균수명만큼 산다고 할 때 우리나라 사람 3~4명 중 1명은 암에 걸리는 것이 지금의 현실입니다. 암은 누구나 걸릴 수 있는 흔한 병이 되었지만 여전히 무서운 병입니다. 암이 무섭게 느껴지는 가장 큰 이유는 우리의 생명을 앗아가기 때문이 아닙니다. 우리가 암을 무서워하는 가장 큰 이유는 암에 대해서 잘 모르기 때문입니다. 제대로 알면 두려움이 사라지지만, 무지는 공포를 낳기 마련입니다. 암이라는 병을 진단 받고 나면 무엇을 어디서부터 어떻게 해야 할지 막연한 마음이 들기 마련이고, 막연함은 두려움으로 이어집니다.

인터넷에는 암에 대한 정보도 많고 시중에는 암환자를 위한 책들이 많이 있습니다. 하지만 자세히 보면 '암 무조건 완치할 수 있다', '기적을 부르는 ○○치료', '○○를 먹어야 한다' 이런 취지의 책인 경우가 많습니다. 사람들은 암에 대한 특별한 비법이나 기적을 원하고, 암과의 싸움에서 무조건 이기길 희망합니다.

하지만 암에 대한 이런 책들을 읽다 보면 암에 대하여 제대로 된 정확한 지식을 전해 준다기보다, 특정 치료법이나 특정 병원을 홍보하는 경우가 많음을 알게 됩니다. 책을 상업적 이익의 홍보 수단을 활용하는 경우도 많고, 심지어 잘못된 정보를 주는 책도 많습니다.

일반적으로 사람은 보고 싶은 것만 보려 하고 듣고 싶은 것만 들으려 하기 때문에 이런 책들이 잘 팔리곤 합니다. 사람들은 현실을 외면함으로써 두려움에서 벗어나고자 하지만, 진정으로 두려움으로부터 벗어나기 위해서는 암에 대해 정확히 알아야 하고 현실을 냉정하게 바라보아야 합니다. 현실을 한번 냉정하게 바라보면 암을 진단받고 우리가 처해 있는 현실은 결코 만만하지 않습니다.

어려울수록 어려움과 맞설 용기를 갖는 것이 중요합니다. 그러기 위해서는 우선 우리가 처해 있는 현실을 정확하게 알아야만 하고 공부를 많이 해야 합니다. 정확하게 정보를 받아들이고 판단하고 현실을 냉정하게 바라보아야 합니다. 중요한 것은 담당 의사에게 물어봐야 하겠지만, 우리나라처럼 거의 3분 정도의 짧은 시간 내에 진료를 받아야만 하는 현실에서는 제대로 질문을 하기도 쉽지 않습니다. 물어보고 싶어도 누구에게 무엇을 어떻게 물어봐야 할지 마땅치 않은 현실입니다.

이러한 이유로 항암 치료를 받는 분들께 도움을 드리고자 예전부터 「진료실에서 못 다한 항암 치료 이야기」라는 블로그를 운영하기 시작하였고, 블로그의 내용을 정리하여 2008년에 같은 제목으로 책을 출판하였습니다. 하지만 책이 나온 것이 10년 전이다 보니 새로운 내용에 대한 보완이 필요해졌습니다. 편집도 새로 필요했고, 자료에 대한 보강이 필요해 졌습니다. 특히 제 책 전체에 밑줄 그어 가면서 몇 번씩 읽었다고 말씀하시는 환자분들, 그리고 책 내용이 환자의 투병 생활에 큰 도움이 되었다고 말씀하시는 보호자 분들을 보며, 보다 나은 책으로 정확한 정보를 드려서 환자와 보호자 분들께 실질적인 도움을 드리는 것이 저의 의무라는 생각이 들었습니다. 환자분들에게는 믿고 의지할 곳이 있어야 하는데, 제대로 된 책이 꼭 필요하다고 느꼈습니다.

심사숙고 끝에 『진료실에서 못다한 항암 치료 이야기』라는 책을 절판하고, 그 내용들을 개정 보완하였습니다. 내용이 늘어나다 보니 4권으로 나누게 되었습니다. 원래는 개정증보판으로 계획했었는데, 내용을 보강하다 보니 아예 다시 쓰게 되었습니다. 2015년에 펴낸 『항암 치료란 무엇인가』가 1권이고, 『암, 나는 나 너는 너』가 2권이라면, 이 책은 3권에 해당합니다. 전작인 1권 『항암 치료란 무엇인가』에서는 암과 항암 치료에 대한 구체적인 내용을 다루었다면, 후속작인 2권 『암, 나는 나 너는 너』에서는 암을 진단 받고 투병 생활을 하는 실생활에 대한 내용을 다루었습니다. 3권인 이 책은 현실적으로 병원 생활을 어떻게 해야 하는지에 대한 내용입니다.

이 책은 모두 4장으로 구성되어 있습니다.

1장 1등 병원생활 노하우
2장 진료비에 대하여
3장 그 많은 암에 좋다는 것들에 대하여
4장 넘쳐나는 정보 대하기

1장에서는 병원 생활에 대한 안내를 다루었습니다. 어떤 기준으로 병원과 의사를 선택해야 하는지, 외래 진료를 제대로 보기 위해서는 어떻게 해야 하는지, 입원을 하게 되면 어떻게 해야 하는지, 응급실은 어떻게 이용해야 하는지, 의사들과는 어떻게 소통해야 하는지가 1장에 나와 있습니다. 병원 시스템과 우리나라 시스템을 이해하는 것은 굉장히 중요합니다. 사람들은 병원 생활에 만족하지 못하면 의사 개인을 탓하곤 하지만 의사들도 결국은 거대한 의료 시스템 속에서 움직이는 사람일 뿐입니다. 우리나라 의료시스템의 문제를 알면, 투병 생활을 하는 데 큰 도움이 됩니다.

또한 커뮤니이션도 중요합니다. 진료실에 있다 보면 의사들과 커뮤니케이션이 원활하지 못해 환자분들이 불편을 겪는 경우를 많이 봅니다. 의사들과 어떻게 대화를 나누는 것이 좋고, 어떻게 커뮤니케이션을 해야 하는지를 조금만 알게 되더라도 분명 많은 것을 얻을 수가 있습니다만, 이런 내용은 누구도 잘 가르쳐 주지 않습니다. 기존의 책에서 다루어진 적이 없지만 중요한 내용이다 보니 1장에서 다루게 되었습니다.

2장에서는 진료비에 대해서 다루었습니다. 유교적 전통이 강한 우리나라에서는 돈에 관해 이야기하는 것을 터부시하지만 암 투병을 하면서 진료비는 무시할 수 없는 부분이며 현실적으로 중요합니다. 진료비의 구조와 비급여에 대한 부분을 이해하면 진료비에 대해서 보다 잘 대처할 수 있게 될 것입니다.

3장에서는 이른바 '암에 좋다는 것들'에 대해 다루었습니다. 우리나라에는 암에 좋다는 것들이 너무나도 많습니다. 암에 걸렸다고 하면 주변에서 온갖 사람들이 온갖 것들이 좋다며 온갖 말들을 합니다. 진료실에 있다 보면 하루에도 수십 번씩 "○○가 좋다는데 먹어도 되나요?"라는 질문을 받습니다. 암 치료하는 의사들은 이런 질문을 수십만 번씩 듣다 보니, 환자들이 물어올 때면 시큰둥하게 먹지 말라는 한 마디로 대답하곤 합니다. 우리나라에 유독 '암에 좋다는 것들'이 많은 데에는 다 이유가 있습니다. 우리는 겉으로 드러난 것만 보려 하지만 세상 모든 일에는 다 이유가 있고, 정작 중요한 것들은 눈에 보이지 않습니다. 왜 암에 좋다는 것들이 그렇게도 많은지 그 이유에 대해서 객관적이고 정확하게 이해해야만 현명하게 대처할 수 있게 됩니다. 그렇지 못하게 될 경우에는 내가 투병 생활의 중심에 서지 못하고, 남들 말에 휩쓸리며 지내게 됩니다.

4장에서는 인터넷과 언론에 나오는 정보를 어떻게 다룰지에 대해 다루었습니다. 과거와 달리 인터넷이 보급되면서 암에 대한 정보는 너무나 많아졌습니다. 그만큼 암에 대한 잘못된 정보도 매우 많습니다. 암에 대한 정보를 잘못 해석하는 경우도 많습니다. 정보가 많아진 만큼 정보의 양보다 정보의 질이 중요해졌습니다. 하지만 암에 대한 정보를 어떻게 다루어야 하는지에 대해서는 아무도 가르쳐 주지 않다 보니 이러한 내용을 4장에서 다루게 되었습니다.

이런 내용을 담은 책은 많이 팔리지는 않지만 누군가에게는 꼭 필요한 책입니다. 암을 진단 받고 어떻게 해야 할지 막연해 하는 환자분이나 가족분들 한두 분이라도 읽고 실질적인 도움이 된다면 저로서는 소기의 목적을 이룬 것입니다.

마지막으로, 이 책에 나와 있는 내용들은 일반적인 이야기라는 점을 말씀 드리고 싶습니다. 일반적으로 볼 때, 암에 관해서 그러하다는 내용입니다. 그러다 보니, 책의 내용이 환자분들이 개별적인 상황을 반영하지 못한 부분도 있을 수 있습니다. 환자 개개인의 특수한 상황에 맞추어 보면 일반론적인 이야기가 틀릴 수도 있습니다. 그래서 환자분의 개별적인 상황에 대해서는 담당 의사와 상의하고 물어보는 것이 가장 좋습니다. 물어보기 위해서는 공부를 해야 합니다. 질문도 알아야지 할 수 있고 아무것도 모르는 상황에서는 당황해서 물어보기도 힘들고 질문하고자 하는 취지도 표현하기가 힘듭니다. 이 책으로 일반적인 내용에 대해 공부한 다음에, 환자 본인에 해당하는 개별적인 사항들을 담당 의사에게 질문하면 좋을 것입니다.

이 책이 오늘도 힘든 하루를 살아가는 암환자와 그 가족들에게 조금이나마 도움이 되기를 바랍니다. 많은 분들이 당황하지 않고 암 치료를 받게 되기를 바라는 간절한 마음에서 썼으니 편안한 마음으로 읽어 주셨으면 좋겠습니다. 오늘날의 저를 만들어 주신 모든 분들께 감사드리고, 모든 암환자분들의 건강과 행복을 기원합니다. 특히 저에게 많은 가르침을 주시는 종양내과 은사님들과 사랑하는 가족들에게 고마움을 표합니다. 또한 원고를 검토해 주시고 좋은 피드백을 주셨던 유해수 변호사님, 고주미 선생님께 감사드립니다.

2020년 1월
김범석

목차

3장 그 많은 암에 좋다는 것들에 대하여 ······························· 155

4장 넘쳐나는 정보 대하기 …………………………………… 201

1등
병원 생활
노하우

이번 장에서는 병원 생활을 어떻게 해야 하는지, 병원 시스템은 어떻게 돌아가는지, 그리고 의사와는 어떻게 커뮤니케이션하고 어떤 식으로 관계를 맺는 것이 좋은지를 다룰 것이다. 병원에 다녀도 이런 부분은 누구도 알려주지 않기 때문에 소홀해지기 쉽다. 하지만 병원 생활에 대한 유용한 정보를 잘 알고 있으면, 병원 생활에 많은 도움을 받을 수 있다.

1. 병원 선택 – 어떤 병원을 찾아갈 것인가

1) 큰 병원에 가 보세요

"아무래도 이번에 찍은 가슴 엑스레이검사가 좋지 않습니다. 폐에 큰 덩어리가 보이는데, 아무래도 폐암이 아닌가 싶습니다. 더 정밀한 검사가 필요하니 큰 병원으로 가 보십시오. 제가 소견서 써 드리겠습니다."

몸에 이상이 느껴졌을 때, 처음부터 무작정 대형 병원 암센터를 방문하지는 않는다. 대부분의 경우 동네 의원이나 2차병원을 찾았다가 검사 소견이 좋지 않다는 이야기를 듣고 암을 의심하게 되어 큰 병원을 찾게 된다. 동네 의원이나 2차병원의 경우 할 수 있는 검사가 제한적이기 때문에, 암이 의심되면 보다 정밀하고 확증적인 검사를 위해 큰 병원을 권유한다. 특히 암과 같은 큰 병은 진단을 놓치지 않는 것이 중요하기에, 암일지 아닐지 애매한 경우에도 큰 병원을 권유할 수밖에 없다.

환자 입장에서는 일차적인 검사 소견에서 안 좋은 결과가 나와서 '암이 의심된다'는 이야기만 들어도 놀라기 마련이다. 암은 나와는 상관 없는 병인 줄 알았는데, 막상 내가 암에 걸린 것이 의심된다고 하면 놀라고 당황하는 것이 당연하다. 정밀검사를 받아 봐야 암이 확실히 진단되겠지만, 정밀검사를 위해 큰 병원에 가라고 하면, 우선 어느 병원에 가야 하는지부터 막연해진다.

암 투병 생활의 첫걸음은 어떤 병원을 방문할 것인가로부터 시작한다.

2) 대형 병원, 이른바 메이저병원

당연한 말이지만, 암이 의심된다고 하면 암을 치료할 수 있는 규모가 되는 종합병원을 찾게 된다. 우리나라에 있는 대부분의 대학병원들은 상급종합병원, 3차병원이고 암을 전문으로 치료할 시설과 전문 인력을 갖추었다.

일반적으로 사람들은 다음의 기준으로 병원을 판단하곤 한다.
- 풍부한 경험을 가진 전문적인 의료진
- 최신 암 치료 장비
- 입원, 응급실 등 병원시스템
- 집과의 거리
- 신약 임상시험 등 첨단 의료의 기회

우리나라에서 암 치료 비용은 전국 어느 병원이나 비슷하고, 암에 걸리면 누구나 좋은 치료를 받고 싶어 한다. 그래서 환자들 사이에서는 이른바 메이저병원이라는 것이 있다. 다른 말로 '빅 5', '빅 3'라고도 하는데, 서울에 있는 큰 대형 병원을 말한다. 우리나라에만 있는 독특한 쏠림 문화인데, 암 진단을 받으면 많은 환자들이 서울의 대형 병원을 찾고 싶어 한다. 하지만 서울의 대형 병원이라고 마냥 좋은 것이 아니며 분명 장단점이 있다. 이 장단점을 이해해야 병원을 선택하기가 쉬워진다.

〈표1〉 서울의 대형 병원과 집 근처 병원의 장단점

	서울 소재 대형 병원	집 근처 병원
장점	• 치료 경험과 노하우가 풍부하다. • 유명한 교수가 많다. • 방사선과나 외과, 신경과 등 다른 과와 협력 진료가 용이하다. • 임상시험에 참여할 기회가 있다.	• 집에서 가까워 언제든 가기 쉽다. • 의사 1인당 환자 수가 적어 설명을 충분히 들을 수 있다. • 입원이 쉽고 응급실 이용이 편하다.
단점	• 집에서 멀고 교통비가 많이 든다. • 오래 기다려야 한다. • 병실이 부족하고 입원이 어렵다. • 응급실 이용이 매우 불편하다. • 의사 1인당 환자 수가 너무 많아 자세한 설명을 듣기가 힘들다.	• 치료 경험과 노하우가 대형 병원에 비해 떨어지는 편이다. • 규모가 작다 보니 협력 진료가 용이하지 않다. • 의사가 많지 않다.

물론 이런 장점과 단점은 절대적인 것은 아니다. 하나의 참고 사항일 뿐이고, 환자마다 다르게 느껴질 것이다. 선택은 각자의 몫이지만, 이런 장단점을 알고 있어야 치료 받기가 편해진다.

3) 진료과 선택하기

어느 병원을 방문할지 병원을 선택했다면 다음은 진료과를 정하는 일이다. 이 과정 역시 쉽지 않다. 이미 무슨 암인지가 확실해졌고 무슨 치료를 받을지가 확실해졌다면 무슨 과를 찾아가야 하는지가 명확해진다. 큰 병원 가라고 하면서 소견서를 받을 때, 소견서를 써주는 병원 선생님에게 무슨 과를 찾아가야 하냐고 꼭 물어보아야 한다. 무슨 과를 가라고만 알려주어도 병원 예약하기가 훨씬 편해진다.

하지만 많은 경우에서는 암인지 아닌지 확실치도 않고 수술을 할수 있을지 없을지 확실치 않아 큰 병원에 가서 정밀검사를 해 보라고 한다. 그러기에 어느 과를 찾아가야 할지부터 환자 입장에서는 난처해진다.

이럴 때 병원 예약 콜센터로 전화를 하면 어느 정도 해결이 된다. 콜센터 직원들은 기본적으로 예약을 도와주는 사람들이기 때문이다. 하지만 콜센터 상담 직원들이 전문 의료인이 아닌 경우가 대부분이다 보니 콜센터 상담 직원들도 잘못 예약해 주는 경우가 있다. 예를 들어 수술이 어려운 상태인데 수술하는 외과 예약을 해 주거나, 항암 치료가 필요 없는 상황인데 종양내과로 예약해 주는 경우가 그런 경우이다. 실제로 외래를 보다 보면 진료과를 잘못 찾아오는 경우가 종종 있다.

진료과를 정할 때에는 우선 무슨 암이 의심되는지, 그리고 수술이 가능한지 여부부터 따져 봐야 한다. 명백히 수술이 가능한 경우라면 바로 수술을 하는 과로 가면 된다. 하지만 많은 경우 수술을 할 수 있는지 없는지는 정밀검사를 해 봐야 알 수 있기에, 의뢰해 주는 작은 병원의 의사도 알 수 없고, 환자도 알 수 없는 경우가 대부분이다.

판단이 어려우면 진단을 해 주는 과로 가면 된다. 폐암의 경우 호흡기내과에서 진단과 평가를 한다. 조직검사를 하고 폐암이 몇 기가 되는지 판단을 한다. 그리고 나서 폐암이 수술 가능하면 흉부외과로, 항암 치료가 필요하면 혈액종양내과로, 방사선치료가 필요하면 방사선종양학과로 연계해 준다. 위암, 대장암의 경우 소화기내과에서 진단을 해서 치료 방침에 따라서 각 과로 연계해 준다. 암에 대한 평가를 하고 몇 기에 해당하는지를 정한 후 필요하면 다학제 진료팀이 관여하기도 한다.

4) 진료 예약하기

진료과도 정해지면 다음 단계로 진료 예약을 해야 한다. 병원 예약은 홈페이지를 통해서도 가능하고, 콜센터로 전화를 해도 되고, 직접 병원으로 찾아가서 예약을 해도 된다. 진료 예약을 할때 담당 의사를 선택해야 하는데, 이 부분은 다음 장에서 자세히 다루도록 하자.

암 진료를 전문으로 하는 대형 병원의 외래를 예약하다 보면, 대부분 바로 예약이 안 된다. 특히 서울의 대형 병원은 몇 주씩 기다리기도 하는데, 환자 입장에서는 이때가 피 말리는 기간이다. 암일 것 같다는데 너무 오래 기다리다가 하루하루 암이 퍼지는 것 같고, 기다리는 동안 속이 타 들어간다. 게다가 요즘에는 김영란법 때문에 아는 사람에게 부탁해서 예약을 당겨 달라고 할 수도 없게 되었다.

이러한 이유로 병원을 두세 군데 예약해 놓고, 그중에서 가장 빨리 되는 병원으로 가는 경우가 있다. 주변에서 사람들이 '적어도 병원 두 군데의 의사 이야기를 들어 보고 정하는 것이 좋다'는 이야기를 하기 때문에 여러 병원을 한꺼번에 예약하기도 한다.

문제는 '노 쇼no show'이다. 두세 군데 예약을 하고 가장 빨리 잡히는 병원에 가서 진료를 받고 나서, 다른 병원에 갈 필요가 없다고 느껴지면 예약을 취소해야 하는데, 생각보다 많은 사람들이 취소를 하지 않는다. 외래 진료를 하다 보면 신환 부도율이 높다. 어떤 날에는 예약한 신환의 절반이 오지 않는 경우도 있다.

병원을 안 가게 되면 예약은 꼭 취소했으면 좋겠다. 그래야 급한 다른 사람이 그 자리로 예약할 수 있게 된다. 다들 암을 처음 진단받고 빨리 진료를 받았으면 하는 마음일 텐데, 예약을 취소하지 않아서 다른 환자들을 더 기다리게 만들지 않았으면 하는 바람이다.

5) 외국에서의 암 치료, 과연 좋을까?

"선생님, 저… 이런 말씀 드리긴 좀 그렇지만, 저는 미국에서 치료를 받고 싶습니다."

간혹 환자분들 중에 더 좋은 치료를 받겠다고 외국에서 치료를 받기 원하는 사람들이 있다. 실제로 외국으로 나가는 경우도 있다. 하지만 경험상 99%는 다시 한국으로 돌아온다.

항암 치료를 전문으로 하는 혈액종양내과는 그 어떤 의학 분야보다 빠르게 발전하고 있는 분야이다. 매년 수많은 신약이 우후죽순처럼 쏟아져 나오기 때문에 2~3년만 지나면 항암제와 치료 방법이 싹 바뀔 정도이다. 그러다 보니 많은 혈액종양내과 의사들은 새로운 치료법에 대해 열심히 연구에 연구를 거듭하고 있다.

그 덕분에 우리나라의 항암 치료 수준도 이제는 세계 어느 선진국과 비교해도 크게 뒤처지지 않는다. 특히 위암처럼 동양에서 많이 생기는 암의 경우 우리나라의 임상 진료는 세계적인 수준에 이르러 있다. 다른 여러 나라와 함께 하는 세계적인 임상시험의 책임 연구자로 한국인 교수가 선정되는 일이 많다. 국내의 암 치료 수준도 세계적 수준이라는 점을 알았으면 좋겠다.

80년대에는 TV하면 일본 소니 TV가 최고라고 인정받았다. 가전제품은 누가 뭐래도 일제였다. 하지만 지금도 그런가? TV는 우리나라 제품인 LG, 삼성이 세계 최고이다. 의료도 한때는 미국이나 일본에 뒤처졌을지 몰라도, 지금은 우리나라 의료가 세계적인 수준이다. 암에 걸리면 미국 교포들이 수술을 받으러 한국에 들어오는 것은 이미 다 알려진 일이다. 저수가低酬價 때문에 의료보험이 없어도 비행기 값과 체류비용 다 포함해도 미국보다 저렴한데다가, 수술도 빨리 되고 의료 수준도 높기 때문이다. 오히려 의료 선진국이라고 하는 미국보다도 한국 의료의 수준이 더 높다는 평가를 요즘에는 많이 받고 있다. 우리나라 의료제도에도 문제가 많긴 하지만 그래도 싸고 질 좋은 의료를 이렇게 빨리 받을 수 있는 나라는 전 세계에 몇 되지 않는다.

특히 의료비에 있어서 미국의 의료비는 상상을 초월하는 수준이다. 한국에서는 몇 십만 원에 받을 수 있는 치료를 미국에서는 수천만 원씩 받는 일이 흔하다. 언어와 문화가 다르고, 한국처럼 빨리빨리 진료가 안 된다. 한국에서도 받을 수 있는 똑같은 치료를 받겠다고, 미국에서 몇 개월 기다리며 시간 끌다가 병 키우고, 수억 원 쓰고 다시 돌아오는 환자들을 보면 안타까울 때가 많다.

간혹 우리나라에서는 안 되는 세포치료를 받기 위해, 외국으로 가는 경우가 있다. CAR T 세포처럼 검증된 세포치료는 상관 없지만, 지푸라기라도 잡는다는 심정으로 검증되지 않는 세포치료를 받으러 외국에 나가는 것은 추천하지 않는다. 대부분은 좋은 치료를 소개해준다며 고액을 요구하는 브로커들이 문제이다.

2. 담당 의사의 선택

1) 의사 선택- 암 전문의를 찾아가자

암을 처음 진단 받으면 어떤 의사를 찾아가야 할지부터 고민이 된다. 암 치료를 받을 때는 암 전문의를 찾아가야 한다. 당연한 일이다. 당뇨병에 걸리면 내분비내과에 가고, 심장 수술을 할 때는 흉부외과에 가고, 아기를 낳으려면 산부인과를 찾아가듯이 암 치료를 받을 때는 암 전문의를 찾아가야 한다. 상식적으로 당연한 일이다. 그런데 이것을 당연한 일이라고 재차 강조하는 이유는 당연한 일이 당연하지 않게 여겨지는 경우가 종종 있기 때문이다.

암 전문의에는 여러 종류가 있다. 수술을 전문으로 하는 외과 의사, 방사선 치료를 전문으로 하는 방사선종양학과 의사, 항암 화학요법을 전문적으로 하는 혈액종양내과 의사, CT나 MRI를 전문적으로 판독하는 진단방사선과 의사 등 다양하다.

대부분의 대형 병원은 이런 전문의들이 모여 하나의 진료팀을 이루고 있다. 이들 진료팀은 서로 모여 컨퍼런스conference, 집담회도 하고, 협진 의료 체계를 구축하여 환자를 포괄적으로 진료한다. 진료팀이 얼마나 유기적으로 협진을 하고 팀워크가 좋으냐에 따라서 치료 성적이 달라진다.

사람들은 여전히 허준과 같은 스타 명의를 원하지만, 요즘처럼 세분화된 전문가의 시대에 그런 명의는 없다. 명진료팀만 있을 뿐이다. 개인의 능력이 아무리 뛰어나도 모든 분야의 전문가가 될 수 없듯이 혼자만으로는 명의가 될 수 없다. 각 분야의 암 전문가들이 모여 유기적인 협진이 이루어지고 토론과 협력을 바탕으로 환자를 통합적이고 포괄적으로 진료할 때 암 전문 명진료팀이 될 수 있다. 이를 전문 용어로 '다학제적 접근multidisciplinary approach'이라고 한다.

그래서 대형 병원에서는 경험이 풍부한 암 전문의들이 한데 모여 환자의 상태에 대한 종합적인 토론을 하고 어떻게 치료할지를 함께 고민하는 컨퍼런스를 자주 한다. 어떤 경우에는 외래를 같은 날 함께 보기도 한다. 그 기본은 각 분야의 전문성에 있다고 할 수 있다. 각자의 전문성이 없으면 다학제적 접근은 물론 협진도 없고 명진료팀도 없다.

그런데 간혹 이런 각자의 전문성이 무시되는 경우가 있다. 외과에서 항암 치료를 하거나 산부인과에서 항암 치료를 하는 경우 등이 그렇다. 항암 치료는 본래 혈액종양내과 의사의 전문 분야이기에 항암 치료는 항암 치료를 전문으로 하는 혈액종양내과 전문의에게 받는 것이 좋다. 맹장 수술은 외과 의사에게 받고, 아기는 산부인과에 가서 낳아야 하는 것과 같다. 간단히 생각해 보자. 오랜 시간 항암 치료만 전문으로 해 온 사람과 본업은 수술인데 가끔씩 항암 치료를 하는 사람 가운데 누가 더 항암 치료를 잘하겠는가? 이는 내과 의사와 외과 의사 가운데 누가 더 수술을 잘하느냐 또는 내과 의사와 산부인과 의사 가운데 누가 더 아이를 잘 받느냐라는 질문과 같다.

우리나라 의료제도는 의사 면허만 있으면 누구나 다 항암제 처방을 할 수 있도록 해 놓았고, 전문가가 처방을 한다고 하더라도 보험 수가를 더 인정해 주지 않는다. 수술도 마찬가지여서 30년 넘게 위암 수술만 해 온 위암 수술의 대가가 수술을 하나, 이제 막 본과 4학년 졸업을 하고 의사 면허를 갓 딴 새내기 의사가 위암 수술을 하나 수가 자체가 똑같다. 불합리해 보이지만, 많은 국민들이 저렴한 의료를 원하면서 특진제가 없어지며 생긴 일이다. 그러다 보니 누가 해도 똑 같은 수가를 받고 있고, 우리나라에서는 의사 면허만 있으면 아무 의사나 항암 치료를 할 수 있다. 자칫 의사들간의 밥그릇싸움처럼 보일 수도 있을 것 같지만, 이는 엄연히 전문성의 문제이다. 항암 주사는 부작용이 많아서 소화제처럼 아무나 처방할 수 있는 약이 아니기 때문이다.

그렇기 때문에 암 치료는 당연히 암 전문가에게 받아야 한다. 암 전문가는 서로 다른 자기의 전문 분야를 가지고 있으므로, 그 해당 전문 분야의 의사에게 치료받아야 한다. 한 가지 더 덧붙이자면, 명 진료팀을 찾아가야 한다.

2) 명의 – 좋은 의사란 어떤 의사인가

"오랜만이다. 잘 지내고 있지?"

오랫동안 소식 없던 친구들에게 연락이 오면 대부분은 부모님이 암에 걸렸는데 어떻게 해야 하냐는 연락이다. 직업이 직업인지라 그런 전화를 많이 받을 수밖에 없다.

"우리 어머니가 위암에 걸리셔서 수술을 받아야 한다고 하는데, 어느 의사를 찾아가야 하니?"

누구나 좋은 의사를 만나고 싶어 한다. 특히 암환자의 경우 병이 중한 만큼 좋은 의사에게 진료 받고 싶어 한다. 당연한 일이다. 그래서 지인이나 주변 사람을 통해 어느 병원, 어느 의사가 유명한지를 묻곤 한다. 이른바 명의를 찾아 이 병원, 저 병원을 돌아다니는 환자도 있다. 그렇다면 우리가 그토록 선호하는 명의 혹은 좋은 의사란 무엇인가? 어떤 기준으로 좋은 의사를 찾는 것일까? 일반적으로는 좋은 의사는 다음의 기준에 의해 평가하지 않을까 싶다.

① 임상 경험이 풍부한 의사, 즉 수많은 환자를 봐 온 연륜 있는 의사
② 학문적 업적이 뛰어난 의사, 즉 좋은 논문을 많이 쓴 의사
③ 학계에서 권위 있는 의사, 즉 동료 의사들에게 인정받는 의사
④ 인격을 갖춘 의사, 즉 환자를 내 가족처럼 친절히 대하고 마음이 따뜻한 의사

이 가운데 ①은 그다지 어렵지 않게 알 수 있지만 ②, ③은 전문가

만이 평가할 수 있는 항목이고, ④는 객관적인 수치로 나타내기가 어려운 항목이다. 다른 사람들이 "어느 병에는 아무개 선생님이 좋다더라"라고 할 때 어떤 기준에서 좋다고 한 것인지를 구분하여 이해해야 한다. 즉 ④번 측면에서 좋다는 것인지, ④는 별로지만 ①, ②, ③의 측면에서 좋다는 것인지를 구분해서 이해해야 한다는 것이다. ①, ②, ③이 좋으니 ④도 좋을 것이라고 생각하거나 ④가 좋으니 ①, ②, ③도 좋을 것이라고 기대했다가는 크게 실망하기 쉽다. 그러므로 ①, ②, ③, ④는 정확히 구분해야 한다.

인터넷상에 명의를 평가해 주는 사이트가 꽤 많다. 그런 사이트에 가 보면 각 질병별로 ○○병에는 ○○○ 선생님이라는 식으로 명의를 추천해 준다. 그런데 도대체 무슨 기준으로 선정되었는지 알 수가 없다. 대형 언론사에서도 베스트 닥터 등의 기사를 통해 명의를 소개하곤 한다. 그나마 이들 언론사에서는 명의 선정 기준을 분명히 밝힌다. 그 분야의 전문가에게 '만약 당신의 가족이 ○○병에 걸린다면 누구에게 진료를 맡기겠습니까?'라는 질문을 하여 가장 많은 표를 받은 의사를 베스트 닥터로 선정하는 것이다. 언론사에서는 베스트 닥터를 선정하기 위해 아래와 같은 메일을 의사들에게 보낸다.

◆요청 사항

교수님께서는 2가지 기준(1. 가족이 해당 질환에 걸렸을 때, 누구에게 진료를 맡기고 싶은지, 2. 최근 2년 동안 진료와 연구에서 누가 뛰어난 실적을 나타내고 있는지)을 종합해서, 5분을 추천해 주시면 됩니다. 단, 본인이 소속된 병원 의사는 2명까지만 추천이

가능합니다. 교수님께서는 항암 치료 종양내과 5분의 성함과 소속 병원을 추천해 주시면 됩니다. 1순위로 추천하실 분부터 순차적으로 표기해 주시면 감사하겠습니다.

즉, 일간지에 보도되는 베스트 닥터는 환자가 선정하는 명의가 아니라 동료 의사가 선정해 주는 명의이다. 하지만 의사들이 생각하는 명의와 환자들이 생각하는 명의는 조금 다르다. 그렇다 보니 아무래도 ④보다는 ①, ②, ③이 많이 반영된다. 언론 기사를 보고 찾아갔다가 ④의 측면에서 실망해서는 안 되는 이유가 바로 여기에 있다.

의료에 대한 환자들의 기대 수준은 계속 높아져서 모든 환자들이 ①, ②, ③, ④를 모두 갖춘 의사를 만나고 싶어 하지만, 냉정하게 말하면 우리나라에서 ①, ②, ③, ④를 모두 갖춘 의사를 찾는 일은 사실상 불가능하다. ①, ②, ③을 갖춘 의사들은 대부분 대형 병원의 중진급 의사들인데, 의료 전달 체계가 붕괴되면서 이들 의사는 전국 각지에서 몰려 오는 수 많은 환자를 봐야만 한다. 하루에 100명 넘는 환자를 진료하는 것도 예사이다. 하루에 100명 넘는 환자를 보게 되면 의사도 무척 힘들다. 끼니를 거르면서 밤 늦게까지 외래를 보는 일도 흔하다. 당연히 이들 의사가 환자 1명당 쓸 수 있는 시간은 몇 분에 불과하다. 잘못된 의료 시스템으로 인하여 3분 진료를 할 수밖에 없는 현실로 내몰리고 있는데, 3분 진료에서 환자를 내 가족처럼 친절히 대하고 마음이 따뜻하기를 기대할 수는 없다. 명의라고 해서 갔는데, 설명 한 마디 못 듣고 왔다는 푸념이 괜히 나오는 것은 아니다. 하루에 100명 넘는 외래 환자를 보도록 강요 받는 의료 시스템에서는 친절한 설명 자체가 물리적으로 불가능하다. 이른바 메이저병원이라 불리는 대형 병원의 교수들에게 친절을 기대할 수 없는 것이 서글픈 우리나라 현실이다. 의료시스템의 문제는 그다지 간단한 문제가 아니며, 의사들도 그저 의료시스템 안에서 돌아가는 사람들일 뿐이다. 사람들이 원하는 명의는 좋은 의료시스템 속에서 탄생할 수 있다.

물론 간혹 개인의 삶을 희생하며 ①, ②, ③, ④를 모두 갖춘 정말 훌륭한 성인 같은 의사 선생님들이 계시다. 내가 아는 이런 분들은 존경할 만한 사명감으로 의업에 종사하고 계시고, 본인만의 확고한 신념과 철학을 갖고 자신의 삶을 희생하면서 진료하고 계신다. 내가 아는 이런 분들은 좀처럼 언론에 노출되지 않으려 하신다. 언론에 노출되어 유명세를 얻으면 당장 환자가 수백 명이 몰려올 텐데, 그렇게 되면 환자를 본인의 철학에 맞게 돌볼 수 없다는 것을 알기 때문이다. 또한 이런 훌륭한 분들은 언론에 노출되어서 유명세를 얻는 것보다, 눈앞의 내 환자를 성실하게 진료하는 것이 더 중요하다고 생각하신다.

사람들은 본질을 바라보기보다 겉으로 드러나는 모습만 보려 하기 때문에, 겉으로 드러나는 유명세나 평판으로 명의를 판단하려 한다. 하지만 늘 그렇듯이 중요한 것은 눈에 보이지 않는다. 유명한 평판이 있다고 해서 나에게 명의가 되는 것은 아니며, 반대로 유명세가 없다고 좋은 의사가 아닌 것이 아니다. 세상의 평판이나 유명세는 구름과 같은 것이다.

결국 환자가 의사를 선택하는 데 있어서도 ①, ②, ③, ④ 가운데 어느 것에 가장 우선순위를 둘지 정해야 한다. 어떤 부분에 우선순위를 두고 선택할지는 자기 스스로 정해야 한다. 아는 의사에게 그 분야의 명의가 누구냐고 물어 추천을 받는 것도 중요하지만 자신이 어느 부분에 가장 중점을 두는지를 꼼꼼히 정하는 것이 더 중요할 수 있기 때문이다. 환자에 따라서는 실력보다는 인간적인 면을 더 중요시하는 경우고 있고, 반대로 인간적인 면보다는 실력을 더 중요하게 여기는 환자도 있다.

'유명한 병원에 있는 의사가 더 실력이 있겠지. ― name value'
'젊은 의사가 최신 치료에 대해 더 잘 알지 않을까?'
'이 정도 큰 병원에 있는 의사라면 실력은 거의 비슷할 거야. 나는 내 마음을 편안하게 해 주는 의사가 좋아.'
'의사인 내 친구가 말하길 불친절해도 ○○○ 선생님한테 치료 받아야 한대. 나는 내 친구의 판단을 전적으로 믿겠어.'
'지방의 작은 병원에 있는 의사이지만 나를 오랫동안 치료해서 나에 대해서는 누구보다 잘 알고 친절하니까 나는 그분을 내 주치의로 삼을 거야.'

이처럼 주치의를 고를 때는 본인 나름대로의 판단 기준을 가지고 있어야 한다. 다른 사람들이 뭐라고 해도 내 인생은 내 것이고, 나의 삶이기 때문이다. 다른 사람들이 명의라고 해서 그 판단 기준에 휩쓸릴 필요는 없다. 자신과 맞으면 명의인 것이다. 내 판단 기준이 남의 판단 기준보다 중요해야 한다.

참고로 이런 선택의 고민은 외국에서는 별로 찾아볼 수 없다. 미국의 경우 자기가 낸 의료보험료에 따라서 비싼 돈을 내야 좋은 의사를 만날 수 있는 구조이고, 무상의료를 하는 영국과 같은 나라에서는 국가에서 정해 놓은 병원으로만 가게 되어 있어 환자에게 의사나 병원 선택권 자체가 없기 때문이다. 우리나라는 값싼 외래 의료 진료비 때문에 의사를 부담 없이 선택할 수 있다. 몇 년 전 메르스 사태 때에서도 볼 수 있었듯이 전세계에서 닥터 쇼핑이 가장 심한 나라가 바로 우리나라이다.

3) 의사의 성실성, 생각보다 중요하다

의사를 선택할 때에 '의사는 신이 아니다'라는 점을 이해해야 한다. 당연한 이야기이지만 의사도 사람이고, 모든 것을 다 갖춘 완벽한 의사는 세상에 없다. 의사는 현재의 의학적 상황에서 가장 유효한 치료법을 가지고 환자를 돕는 사람이지, 기적을 불러일으키는 사람이 아니다. 의사는 기본적으로 환자에 대한 의료 정보를 잘 알고 있고, 전문적인 지식이나 기술로 환자를 돕는 사람이다.

최첨단 의학 지식과 풍부한 임상경험으로 무장된 의사가 좋은 의사겠지만 그것 못지 않게 중요한 것은 의사의 성실성이다. 순전히 필자의 개인적인 생각이지만, 친절한 의사보다 성실한 의사가 좋은 의사라고 생각한다. 의사들에게는 이른바 '루틴routine'이라는 것이 있다. 루틴은 매일매일 반복되는 행동으로, 루틴에 지치지 않은 의사가 좋은 의사이다. 자신이 맡은 환자를 진료하면서 병에 대한 정보를 이해할 수 있는 쉬운 말로 꼼꼼하게 설명하는 일은 쉬운 일이 아니다. 더구나 똑같은 그 일을 수십 년간 일상적으로 반복하는 것은 더 어려운 일이다. 진료를 할 때, 그 과정이 반복적이고 지루할지라도 마지막까지 꼼꼼하게 마무리하는 것이 중요한데, 성실한 의사만이 이런 반복되는 일을 싫증 내지 않고 잘할 수 있다.

성실한 의사는 대개 환자의 말을 경청하고, 문제가 있을 때 바로 조치가 되며, 현재의 의학적 상황을 잘 전달해 준다. 큰 실수가 없는 것도 장점이다. 뜻밖의 좋은 치료 효과를 가져오지 못하더라도, 최악의 결과를 면하고 예측 가능한 평균적인 치료 효과를 가져올 수 있다.

환자들은 기적과 같은 치료 효과를 원하지만, 의사들의 생각은 많이 다르다. 기적과 같은 치료 효과를 가져오는 것보다, 모든 환자에게 실수를 하지 않고 최악의 결과를 면하는 것이 의사에게는 중요하다. 새로운 의학 정보는 실시간으로 공개되고 치료도 갈수록 표준화되고 있어, 특정 의사만이 기적을 가져오는 특별한 치료법이라는 것도 별로 없다. 의사들은 0.1%의 예외적인 특별한 기적을 만들어 내는 것보다 0.1%의 실수를 하지 않는 것을 중요한다. 의사도 사람이고 사람은 신처럼 완벽한 존재가 아니기에, 실수를 하지 않는 데는 성실성이 한몫한다. 순전히 개인적인 생각이지만, 환자 입장에서는 친절한 의사보다 성실한 의사를 만나는 것이 더 좋다고 생각한다. 개인적으로는 설명을 잘해 주는 의사보다 성실한 의사가 환자에게 더 좋은 의사라고 생각한다.

4) 환자와 의사의 신뢰 관계

많은 고민 끝에 담당 의사를 정했다면, 믿고 따르는 것이 좋다. 의사를 믿지 못하고 의심하기 시작하면 환자도 의사에게 진실해질 수 없고 의사도 환자에게 진실해질 수 없다. 웬만큼 인생 경험이 있는 사람들은 상대방이 자신을 신뢰하는지 아닌지 대화 몇 마디 나누다 보면 금방 느낄 수 있다. 환자와 의사가 서로 협력 관계를 유지하고, 함께 가는 동반자 관계를 맺어 나가기 위해서는 상대방을 서로 신뢰해야 한다. 자신의 소중한 몸과 생명을 맡기기 때문에 더욱 그러하다.

자신을 신뢰하지 않는 환자를 치료하는 것은 의사에게도 고역이다. 환자가 질문을 해도, 어차피 나를 믿지 않을 텐데 별로 성의껏 대답해 주고 싶은 생각이 들지 않기도 한다.

문제는 시간이다. 우리나라의 의료 현실상 암 치료는 대부분 대형 병원에서 이루어지는데, 대형 병원의 의사와 환자가 충분한 시간을 갖고 대화를 나누면서 신뢰를 쌓아 나간다는 것이 결코 쉽지 않다. 우리나라의 대형 병원에서는 불행히도 5분이라는 짧은 시간 안에 서로 신뢰 관계를 쌓아야만 한다. 이것이 가능한 일인지는 잘 모르겠다.

큰 대형 병원의 유명한 명의라고 하니까, 질문 한번 못 하더라도 그냥 그 명성을 신뢰하면서 치료 받는 환자들도 많지만, 근본적으로 의료는 사람과 사람의 관계이다. 사람과 사람의 관계는 늘 어렵다. 사람 사이에 신뢰를 쌓기 위해서는 오랜 시간 서로를 지켜보며 좋은 관계를 쌓아 나가야 하는데, 이것이 결코 쉽지 않다.

한 사람이 다른 사람에게 신뢰를 느끼지 못하는 이유는 다양하다. 환자분들의 이야기를 들어 보면, 의사의 불쾌한 언행, 상대방에 대한 배려 없음, 전문가답지 않은 옷차림, 상처 주는 말, 툭툭 내뱉는 말투, 불성실한 태도, 나쁜 예후만 늘어놓는 것 등으로 인해 의사에 대한 신뢰감이 떨어진다고 한다. 어떤 이유에서든 도저히 의사를 신뢰하기 어려워졌다면 다른 병원의 다른 의사를 찾아가는 것이 서로를 위해서 좋다고 생각한다. 의사와 환자 사이에서 불신의 피해는 의사가 아닌 환자에게 돌아오기 때문이다.

일단 선택한 의사를 신뢰하는 것이 중요하다고 해도, 무조건적으로 의사를 맹신하라는 뜻은 아니다. 무조건 의사 말에 네네 하고 절대 복종하라는 뜻이 결코 아니다. 맹신하고 절대 복종을 해서도 안 된다. 환자와 보호자의 의견이 중요한 순간에는 필요한 의견을 낼 줄 알아야 한다. 의사가 놓치거나 실수하는 부분이 있을 수도 있으므로, 치료의 과정을 함께 지켜볼 줄 알아야 한다. 그 과정을 함께하면서 암이라는 병을 함께 상대해 나가는 동반자적인 신뢰 관계를 담당 의사와 쌓아야 한다는 말이다.

5) 환자와 의사의 거리

조금 다른 이야기이긴 한데, 의사와 만날 때에는 의사는 환자와 적절한 거리를 찾으려 한다는 점을 이해했으면 한다. 모든 사람 사이의 관계에는 적당한 거리가 있기 마련이다. 그 거리는 의사마다 다르고, 환자에 따라 다를 수밖에 없다. 환자 입장에서는 의사와의 거리가 기대했던 것보다 가깝지 않아서 실망할 수도 있다. 아픔을 함께 나누고 공유하기를 원했는데 그렇지 않은 모습에 실망할 수도 있다.

환자들은 의사가 가족처럼 자기를 돌보아 주기를 바란다. 하지만 의사 입장에서는 수천 명의 환자를 어찌 다 내 가족처럼 대하겠는가. 의사 역시 환자를 가족처럼 여기더라도 가족 같은 환자를 수백명, 아니 수천 명을 떠나 보내야 하는 고충이 있다. 사랑하는 사람 한두 명만 떠나 보내도 힘든데, 자기 환자 수천 명을 떠나보내야 하는 의사가 온전한 정신으로 진료를 하려면 어떻게 해야 할까. 환자 가족이야 한 번의 이별로 그만이지만 의사는 애정 어린 환자와 이별하는 아픔을 셀 수 없이 많이 겪어야 한다. 그래서 의사들은 정도의 차이는 있지만, 나름대로 환자와 적절한 거리를 유지한다. 그래야 또 다음 환자를 볼 수 있다. 의사는 직업적으로 지치지 않도록 스스로를 돌보아야 한다. 환자들은 담당 의사가 자신을 가족처럼 대하지 않는다고 많이들 서운해한다. 하지만 서로간에 설정해 놓은 거리가 다를 수밖에 없다. 이 점에 대해서는 서로를 이해하는 마음이 필요하다.

3. 외래 진료 제대로 보기

1) 외래 진료를 기다리는 동안 해야 할 일

외래 진료를 오게 되면 '3시간 대기 3분 진료'라는 말이 실감날 정도로 오래 기다린다. 특히 대형 병원의 유명 교수에게 진료를 받으려면 더욱 그렇다. 자칫 지루해지기 쉬운 이 시간을 유용하게 활용하는 것도 중요하다.

1시까지 진료라고 해서 시간 맞추어 외래로 갔는데, 진료가 지연되어 2시가 넘어서 진료를 보는 일은 대형 병원에서 흔히 벌어지는 일이다. 외래 지연은 의사로서도 괴로운 일이다. 대형 병원 외래는 짧은 시간에 많은 환자를 보도록 외래 예약 테이블이 만들어져 있다. 외래 시간별로 15분에 4명 하는 식으로 예약이 들어가게 된다. 의사도 환자도 이런 식의 과도한 예약을 원하지 않지만, 모두의 뜻과 무관하게 많은 환자 진료 예약이 들어간다. 일종의 만성적 '오버부킹overbooking'이다. 만일 환자가 원하는 만큼 15분, 20분씩 충분히 상담할 수 있도록 진료 예약이 된다면, 서울의 유명 대형 병원은 의사와 예약을 잡는데 수개월을 기다려야 하는 사태가 벌어질 것이다. 충분한 시간 동안 상담을 받는 것은 모두가 원하는 것이지만, 수개월 이상 기다리는 것은 누구도 원하지 않는다. 많은 비용을 지불하는 것도 원하지 않는다. 결국 '3분 진료'와 '과도한 예약'이라는 한국 의료의 고질적 문제는 의사 개인의 문제라기보다는 한국 특유의 사회문화적 현상이다. 사회적 합의가 있어야만 해결할 수 있는 문제이다.

어쨌거나 15분에 4명 이런 식으로 예약이 되어 진료를 해야 하는데, 예상한 대로 진료하면 외래 지연이 생기지 않겠지만, 외래에서는 늘 예상하지 않았던 상황이 생기기 마련이다. 항암 치료를 했는데도 암이 나빠져서 치료 방법을 바꾸어야 한다든가, 더 이상 항암 치료가 어려워 호스피스 상담을 하는데 환자분이 울기 시작해서 진정이 안 된다든지 하는 일이 생기면 진료가 지연된다. 대부분 환자가 심각한 상태일 때 상담 시간이 지연된다. 심각한 상황인데 다음 환자가 많이 기다리고 있으니 빨리 나가라고 할 수도 없고, 대형 병원의 외래는 여러 면에서 어렵다. 반면에 심각한 문제가 없고 예정된 치료를 받으면 되는 간단한 상황에서는 외래 상담도 시간 맞추어 끝낼 수 있다.

어차피 기다려야 한다면 느긋하게 기다려 보자. 책을 읽어도 좋고, 음악을 들어도 좋다. 노트북에 영화를 다운 받아서 기다리는 동안 보는 것도 좋다. 병원에 올 때에는 뜻하지 않게 기다리는 일이 생길 수 있으니, 개인적으로는 병원에 올 때에는 읽을 책과 노트를 꼭 가지고 다니길 권한다. 노트는 일기장 형식으로 된 것도 좋고, 수첩 형식으로 된 것도 좋다. 기다리는 동안 메모도 하고, 일기도 쓰고, 투병 생활을 하며 느낀 점도 쓴다면 나중에 큰 도움이 된다.

기다리는 동안 함께 기다리는 옆 환자와 이야기를 나누는 것도 좋다. 처지가 비슷하다 보니 대화를 나누는 과정에서 서로 위안도 되고, 가끔 경험이 풍부한 환자를 만나 병원 생활에 유용한 정보를 얻을 수도 있다. 물론 잘못된 정보를 주고받는 일도 있지만 힘든 투병 생활을 털어놓으면서 서로 심리적인 위안을 얻는 경우가 많다. 말 그대로 동병상련인 것이다.

아무 준비도 하지 않고 그냥 병원에 가서 기다리면 짜증만 날 뿐이다. 병원에서 환자분들께 가장 많이 듣는 민원이 너무 많이 기다린다는 것이다. 기다리는 일은 힘든 일이긴 하다. 하지만 그렇다고 해서 진료가 지연되고 있는데, 다른 환자 진료 중에 진료실로 들어가서 빨리 진료 보고 나오라고 독촉할 수도 없다. 실제적으로 기다리게 만드는 현실에 문제가 있는 것이긴 하지만 내가 통제할 수 있는 일이 별로 없다. 차라리 진료실 밖에서 기다려야 하는 시간을 빈둥거리며 허비하지 말고, 유용하게 사용할 수 있도록 준비해 가는 것이 좋다.

시간은 아직 살아 있음을 느끼게 해 주는 실제적인 증거이다. 시간은 곧 삶이고 삶은 누구에게나 유한하다. 얼마나 남아 있을지 모르는 소중한 시간을 유용하게 활용하면 좋겠다.

2) 수첩과 메모지를 꼭 챙깁시다

"네, 그럼 주사실 가서서 항암 치료 잘 받으시고 3주 뒤에 뵙겠습
니다. 안녕히 가세요."

"진료 다 끝난 건가요? 뭐 물어볼 게 있었는데… 참…."

"어떤 게 궁금하시지요? 물어보세요."

"그러게요. 뭐 물어볼지 갑자기 생각이 안 나네요. 물어볼 게 있었
는데…. 뭐였더라? 제가 뭐 물어보려고 했지요?"

오랜 시간을 기다려 막상 진료 순서가 되어 진료를 보면 물어봐야
지 하고 생각해 둔 질문도 잊어버리는 경우가 많다. 궁금한 것이 있
어 물어보려고 생각했다가도 막상 진료실에 들어가면 긴장해서는
깜빡 하고 그냥 나와 버리는 것이다. 나올 때서야 '아, 그거 물어봤어
야 하는데 깜빡 했다'는 생각이 든다. 그렇다고 이미 다른 환자를 진
료 중인데 다시 들어가 물어볼 수도 없는 노릇이고, 그렇다고 그냥
돌아가려니 다음 외래 볼 때까지 불안해서 견디기가 쉽지 않다. 급
한 마음에 담당 간호사에게 물어보지만 간호사도 시원하게 대답하
기가 쉽지 않은 것 같다.

이는 기억력이 떨어져서 그러는 것이 아니므로 스스로를 자책하
지는 말자. 젊은 환자분들도 자주 잊어버린다. 담당 의사를 만나는
것이 긴장되고, 혹시라도 좋지 않은 말을 들을까 싶어 주의를 집중
하고 있다 보면 막상 물어보고 싶었던 것을 깜빡 하고 그냥 나오기
쉽다. 나만 그런 것이 아니니 걱정하지 말자.

질문지를 미리 작성해 가지고 가는 것이 좋다. 외래 진료를 보기

위해 기다리는 시간 동안 수첩에 질문할 목록을 작성해 보자. 질문할 것을 추리다 보면 현재의 상황이 나름대로 정리가 된다. 담당 의사도 환자가 질문지를 적어 가지고 오면, 핵심만 짚어서 대답할 수 있기에 더 편하다. 진료 시간도 단축할 수 있다. 인터넷이나 신문 기사에 난 내용에 대해 궁금한 것이 있다면 출력하여 가지고 와도 된다. 그동안 어떻게 지냈는지를 요약해서 적어 오는 것도 좋다.

3) 외래 진료의 흐름

환자에게는 낯설게 들릴 수 있지만, 외래 진료는 초진과 재진으로 나눌 수 있다. 초진은 말 그대로 병원에 처음 오는 경우이다. 재진은 같은 질병으로 두번째 이상 방문하는 경우, 즉 여러 번 오는 경우이다.

암 때문에 큰 병원에 초진을 오게 되면, 대부분 다른 병원에서 써 준 소견서나 CT 등 관련 검사 자료들을 가지고 오게 된다. 병원에 따라서는 외래에서 예진실이 있어 예진실에 소견서나 다른 병원 의무 기록을 제출하도록 하기도 한다. CT 등 영상 검사는 대부분 씨디롬에 들고 오게 되는데, 이 씨디롬을 담당 교수에게 직접 전달을 해도 담당 교수의 컴퓨터에 영상 프로그램이 설치되지 않으면 씨디롬을 열어 볼 수가 없다. 그래서 많은 병원에서는 다른 병원의 영상 소견을 별도로 업로드할 수 있는 곳을 운영하고 있다. 이곳에 들러서 영상을 미리 등록하고 와야 한다.

초진을 보고 치료 계획을 세우게 되면, 입원을 하거나, 몇 가지 추

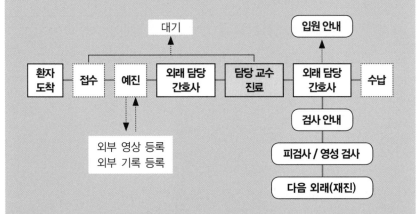

〈도표1〉 초진 환자의 진료 흐름

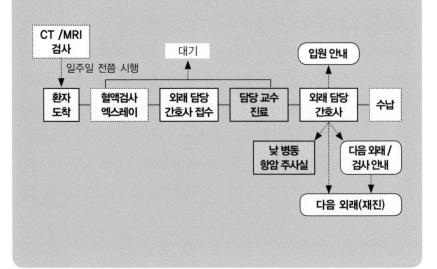

〈도표2〉 재진 환자의 진료 흐름

가 검사를 하고 다시 외래로 오는 등의 계획이 세워지게 된다. 그러면 외래 간호사가 어떻게 하면 되는지 안내해 준다. 그렇게 해서 다음에 다시 외래를 오게 되면 이제부터는 재진 환자가 된다.

보통 재진 환자가 되어 외래를 오기 전에 여러 검사를 하게 마련이다. CT나 MRI는 영상의학과 전문의의 판독이 나오기까지 보통 일주일 정도 걸리기 때문에 외래 일주일쯤 전에 하고 오도록 안내를 해 준다. 최근 대형 병원 쏠림 현상이 심해지면서, 대형 병원에서는 CT나 MRI를 예약하기가 매우 힘들어졌다. 주말이나 밤 늦은 시간에 겨우 찍는 경우도 많고, 환자들이 원하는 시간에 찍지 못하는 경우가 허다하니 이 점은 양해해 주셨으면 좋겠다.

혈액검사는 일반적으로 'CBC'라고 해서 보라색 병에 뽑는 혈액검사와, 노란색 병에 뽑는 일반 화학검사로 나눌 수 있는데, 대형 병원에서는 보통 결과가 나올 때까지 한 시간 정도가 소요된다. 간혹 검사 결과가 이상하거나 평소와는 전혀 다른 결과가 나오면 재검사가 들어가서 한 시간이 넘어가기도 한다. 환자분들은 흔히 혈액검사 결과가 너무 늦게 나온다고 불만을 많이 표시하는데, 우리나라의 혈액검사 결과 보고 속도는 전세계에서 가장 빠른 편이다. 한 시간 내에 당일에 혈액검사를 보고하는 병원이 전 세계적으로도 별로 없다. '빨리빨리'를 중요하게 여기는 우리나라의 문화적 특징인데, 검사 결과가 빨리 안 나오더라도 너무 조급해 하진 않았으면 좋겠다. 혈액검사 결과를 빨리 내 주는 것도 중요하지만, 혈액검사를 담당하는 진단검사의학과 입장에서는 정확하게 보고하는 것이 무척 중요하다. 당연한 일이지만, 다른 환자 혈액과 바뀌거나 결과가 잘못 입력이 되면 안 된다. 하루에도 수천 건의 혈액검사를 반복하면서, 단 한 건의 오차도 없이 결과를 내기 위해 보이지 않는 곳에서 진단검사의학과 선생님들이 무척 애써 주신다. 이분들이 정확하게 결과를 낼 수 있도록 어느 정도는 시간을 드려야만 한다. 특히 결과값이 평소와 다르면 재검사가 들어가고 검사 결과가 늦어지는데, 이때 빨리 안 나온다고 너무 외래 간호사를 독촉하진 말자.

일부 호르몬 검사나 특수화학검사, 일부 종양표지자 검사는 결과 나오는데 2~5일 걸리는 검사도 있다. 그런 검사들은 외래 간호사가 외래 오기 2~5일 전에 미리 와서 혈액검사만 해 놓고 가라고 이야기한다. 병원이 익숙하지 않은 시절에는 이런 것들이 혼란스럽다. 어떤 혈액검사는 외래 보기 한 시간 전에 와서 해도 되고, 어떤 혈액검사는 2~5일 전에 미리 와서 해야 하는데, 검사 일정을 잘 메모해 두어야 한다.

종양내과에 항암 치료를 위해 주기적으로 방문하는 경우에는 혈액검사 결과가 나와야만 치료 결정을 할 수가 있어서, 혈액검사 결과가 안 나오면 외래 진료를 볼 수가 없다. 이런 경우에는 병원에 오자마자 검사부터 해 놓고 외래 간호사실로 가는 것도 방법이다.

외래 간호사로부터 설명을 잘 들어야 하는데, 어느 정도 병원 생활이 익숙해지기 전까지는 이런 과정들이 쉽지 않다. 가령, 몇 시간 동안 기껏 기다렸는데, 혈액검사를 안 하고 왔다고 피검사 하고 한 시간 뒤에 다시 오라는 말을 들으면 허무하기 이를 데 없다. 수첩을 가지고 다니면서 메모를 잘 해 두어야 하는 이유이다.

잘 모를 때에는 직원에게 물어봐야 하는데, 사실 대형 병원에는 직원들이 너무 많아서 누구에게 물어봐야 할지조차 알기 어렵다. 제일 한가해 보이는 외래 간호사에게 가서 "우리 어머니 CT 검사가 언제인가요? 금식하고 와야 하나요?"라고 물어봐야 '잠깐 기다려 보라'는 대답만 듣기 쉽다.

외래 일정이나 검사 등에 대해 물어볼 때에는 항상 챠트번호(병록번호, 병원에서 발급하는 진료카드에 기재되어 있는 '등록번호')로 물어봐야 한다. 병록번호가 없으면 병원 전산망에서 조회하는 데 시간이 오래 걸리고, 병록번호를 모르면 아무것도 할 수가 없다.

"김영자 환자분, 오늘 CT라던데 어디로 가야 하나요?"

이렇게 물어보면 대답을 듣기까지 한참 걸릴 것이다. 동명이인도 많고 병원 전산망에서 챠트번호를 따로 조회해야 하기 때문이다. 다음과 같이 물어봐야 한다.

"챠트번호가 12345678이고 54년생 김영자 환자분입니다. 오늘 CT검사 하러 왔는데, 어디로 가야 하는지 모르겠습니다. 한번 확인 좀 해 주실래요?"

이렇게 물어보면 병원 직원이 빠르게 확인해 줄 수 있다.

병원에서는 챠트번호가 환자를 인식하는 고유 번호이므로 챠트번호를 잘 알고 있어야 한다. 병원에서는 환자가 바뀌면 절대로 안 되기 때문에 챠트번호를 매우 중요시한다. 대부분의 병원에서는 진찰증 혹은 환자카드라고 해서 신용카드처럼 생긴 플라스틱 카드를 나누어 주는데, 병원 올 때마다 이 카드를 잘 가지고 와야 한다. 외래에서 간호사에게 물어볼 때에는 챠트번호를 대고 물어봐야 한다.

외래 간호사와 잘 지내 두면 여러 모로 좋다. 외래 간호사는 진료 후 다음으로 가야 할 곳이나 검사를 받는 곳을 안내해 주거나, CT 등 검사 일정을 알려 준다. 환자분들은 담당 교수에게 CT를 언제 찍냐, 다음 외래가 며칠이냐 이런 것을 물어보지만, 담당 교수는 진료에만 전념해도 시간이 모자라기 때문에 소소한 것까지 모두 챙길 수는 없다. 검사 일정이나 외래 일정 등의 세부적인 사항은 담당 교수의 오더order를 받아 외래 간호사가 구체적으로 정한다. 담당 교수가 검사 일정까지 챙기진 않는다. 외래 간호사가 외래 일정 관리 등을 전담하기 때문에, 외래 간호사가 할 수 있는 권한이 있으며, 외래 간호사와 잘 지내 두면 여러 모로 도움을 받을 수 있다.

간혹 외래 간호사에게 폭언을 하는 경우가 있다. 너무 많이 기다린다는 것이 흔한 이유이다. 외래 간호사가 잘못을 하는 경우도 있겠지만, 외래 간호사의 실수가 아니라 구조적으로 어쩔 수 없는 일에 대해서도 애꿎은 외래 간호사에게 폭언을 하고 심지어 욕설까지 하는 경우가 있다. 사실 이런 일은 병원에서 매우 흔하게 일어난다. 나이 어린 여자라고 하대하는 사람들을 보면 참 씁쓸하다. 가만히 보면 상대방을 하대하는 사람보다, 상대방을 존중하는 사람들이 상대방으로부터 존중을 받는 것 같다.

4) 외래에서 꼭 이야기해야 하는 것들

외래에 왔을 때 진료 의사가 환자에게 궁금해 하는 것은 보통 다음과 같다.

— 그동안 집에서 어떻게 지냈는가?

— 지난번 치료를 받고 힘들진 않았는가?

— 새로 나타난 증상은 없었는가?

이런 것들을 궁금해 하는 이유는 S 때문이다. 의사마다 조금씩 다르긴 하지만 일반적으로 외래에서 환자를 본 뒤 의사들은 S O A P 형식으로 경과 기록지를 쓴다. S O A P란

　S : subjective의 약자로, 통증 등 환자가 느꼈던 주관적인 증상

　O : objective의 약자로, 혈액검사나 CT 결과 같은 객관적인 검사
　　　결과

　A : assessment의 약자로, 평가와 진단

　P : plan의 약자로, 치료 계획이다.

즉, 외래에서 담당 의사는 짧은 시간에 S와 O를 바탕으로 환자의 상태가 어떤지를 평가하고(A), 이를 토대로 향후 어떻게 할지 계획 (P)을 짜게 된다. 이 가운데 환자가 의사에게 알려 줄 수 있는 부분이 바로 S인 것이다. 그렇다 보니 의사는 환자가 말해 주는 S에 관심이 갈 수밖에 없다.

새로운 증상이 생긴 경우에는 반드시 말해야 한다. 전에는 그렇지 않았는데, 며칠 전부터 머리가 아프다거나, 허리가 아프다거나, 계속 설사를 한다거나, 손끝이 저리다거나, 마른기침이 나오는 등의 새로운 증상이 나타났을 때는 반드시 의사에게 알려야 한다. 의사가 먼저 물어보기를 기다리는 환자도 있는데, 이렇게 소극적일 필요는 없다. 짧은 외래 시간 동안 의사가 환자의 모든 것에 대해 다 물어볼

수는 없기 때문이다. 그러므로 새로운 증상이 생겼다면 환자가 먼저 담당 의사에게 말하는 것이 좋다. 그래야 더 정확한 판단과 치료가 이루어진다. 예를 들어 항암 치료를 받던 중에 두통이 생겼다면 뇌 전이의 초기 증상일 수 있으며, 이 경우 머리 MRI검사를 해야 하는 일이 생길 수도 있다. 머리가 아프다면, 머리가 아프다고 이야기해야 머리 MRI검사를 할지 말지 정하게 된다. 원래 그런 것이려니 혹은 의사가 묻지 않았으니 괜찮겠지 하고 안심해서는 안 된다.

가장 주관적인 증상인 통증이 있을 때는 숫자로 표현해서 말하는 것이 좋다. 예를 들어 아픈 것은 좀 어떠냐는 질문에 "조금 좋아졌 어요"라는 대답보다는 "지난번에 가장 많이 아팠을 때가 100점이라 면 지금은 60점 정도로 좋아지긴 했는데, 여전히 아프네요"라고 대 답하면 의사가 이해하기가 훨씬 쉽고, 서로 소통하기 편하다. 기침과 같은 증상도 최대한 객관적으로 이야기할 수 있다. "기침이 나긴 하 는데, 하루에 열 번 정도이고 아직은 불편할 정도까지는 아닙니다." 혹은 "기침이 나는데 밤에 몰아서 나서 잠을 자기가 힘들 정도입니 다." 이런 식으로 주관적인 증상도 최대한 객관적으로 이야기하거나 점수를 매겨서 이야기해 보자.

매일 일기를 쓰는 것도 좋다. 외래에서 의사가 말해 준 내용이나, 혈액검사 수치, 다음 혈액검사 날짜, 다음 외래 날짜 등을 한데 묶어 수첩에 적거나 일기로 만들면 된다. 어차피 병원에 오면 한참을 기 다려야 하니 외래를 기다리는 동안에 적으면 충분하다. 병원 일이라 는 것이 은근히 절차가 복잡해서 익숙해지기 전까지는 잊어버리는 것이 많다. 이럴 때 메모하는 습관을 기르면 병원 생활이 훨씬 편해 진다.

4. 슬기로운 입원 생활

1) 입원 준비물에 대해 알아봅시다

정밀검사를 위해서든, 갑자기 심각한 문제가 생겨서든, 암 치료를 위해서든 투병 생활을 하다 보면 입원할 일이 생긴다. 당당 교수가 외래에서 입원장을 주면, 입원수속실에서 가서 입원 예약을 하고 병실이 날 때까지 기다리게 된다. 바로 병실이 나서 당일에 입원하면 가장 좋겠지만, 서울의 대형 병원에서는 대기 환자가 너무 많아 입원하는 데 상당히 많은 시간을 기다리게 된다. 이렇게 병실이 나기만을 기다려야 할 때에는 환자 입장에서는 정말 하루하루 속이 타들어가고, 입원수속실에서 입원하라는 전화가 오면 그렇게 반가울 수가 없다.

입원수속실 입장에서는 전화 연결을 몇 번 시도했는데 연결이 계속 안되면, 다음 순위의 대기 환자에게 병실이 넘어가기도 한다. 따라서 입원 예약을 하고 갈 때에는 전화번호를 여러 개 남겨 놓는 것이 좋다. 그렇게 입원하라는 연락을 받으면 병원에 가게 되는데, 입원할 때 준비해 가면 유용한 물건들은 아래와 같다.

- 세면도구 : 치약, 칫솔, 샴푸 등
- 슬리퍼 : 화장실 갈 때 유용
- 각티슈, 물티슈 : 가래를 뱉어 낼 때나 분비물을 닦을 때 편리
- 일회용비닐 장갑 : 분비물이나 각종 뒤처리를 할 때 유용
- 면도기 : 누워서 면도하기에는 전기면도기가 편리함
- 손거울
- 과도 : 문병인들이 가장 많이 들고 오는 과일을 깎을 때 유용
- 노트북 : 영화 몇 편 다운 받아 오면 좋음
- 책 : 평소 좋아하던 책 위주
- 수첩, 펜 : 병동 생활을 메모할 때 유용
- 핸드폰 충전기 : 의외로 잘 안 가져옴
- 이어폰 : 핸드폰이나 노트북으로 영화나 TV를 볼 때 필요
- 마스크 : 병실 내 감기 환자 있을 때 필요

2) 병동 시스템 알아보기

입원수속실의 연락을 받고 입원한 뒤에는 입원해서 하기로 했던 치료를 받게 된다. 그중 항암 치료는 병원에 입원해서 하기도 하고 외래에서 하기도 한다. 어떤 경우에 입원 치료를 하고, 어떤 경우에 외래 치료를 하는지는 일반적으로 항암제의 종류에 따라 달라진다.

외국의 경우, 입원료가 워낙 비싼 까닭에 입원 대신 외래에서 반나절 정도 주사를 맞고 돌아가는 것을 선호하지만, 우리나라는 입원해서 항암 주사를 맞고 싶어 하는 경향이 강하다. 입원료가 저렴한 이유도 있지만, 지방 환자는 서울에 연고가 없을 경우 외래를 왔다 갔다 하면서 항암 주사를 맞기가 쉽지 않기 때문이다. 입원을 하면 사보험에서 입원일수에 해당하는 만큼 보험료가 나오기 때문에, 굳이 입원할 필요조차 없는 항암 주사를 입원해서 맞겠다는 환자분들이 일부 있다. 30분짜리 간단한 항암제 하나 맞으려고, 전날 입원해서 다음 날 주사 맞고, 컨디션이 안 좋다고 퇴원을 거부하며 며칠씩 불필요한 입원해서 문제가 되기도 한다. 그렇게 되면 급하게 입원해서 치료 받아야 하는 다른 환자들이 입원을 못 하게 되고, 입원 대기가 더 길어지는 악순환이 계속된다. 우리나라에만 있는 독특한 문화 현상이다.

여러 번 입퇴원을 반복하다 보면 병원이 돌아가는 시스템을 어느 정도 알게 되고, 요령도 생긴다. 모든 일이 그렇겠지만 나중에는 익숙해지더라도 처음에는 모든 것이 어색하고 힘들기만 하다. 입원 생활도 마찬가지로 처음에는 많이 낯설고 어렵다. 그렇기 때문에 입원을 하면 병원이 돌아가는 시스템을 알아두는 것이 중요하다.

일단 입원하면 병동을 안내 받고 입원 생활을 안내해 주는 간호사를 만나면서 병원 생활이 시작된다. 간호 인력에는 수간호사, 담당 간호사, 간호 조무사가 있다. 수간호사는 병동에서 가장 직급이 높은 간호사로, 간호 인력을 총괄하고 지휘하는 역할을 한다. 담당 간호사는 환자에게 직접 약을 주고 몸 상태에 문제는 없는지 직접 챙기는 간호사이다. 불편한 부분에 대해 담당 간호사에게 이야기하면 주치의에게 보고된다. 물론 담당 주치의에게 직접 이야기해도 되지만 담당 주치의가 병동을 비우는 경우도 있으므로 병동에 늘 상주하는 담당 간호사에게 이야기하면 된다. 담당 간호사는 데이 day, 이브닝 evening, 나이트 night로 나누어 3교대 근무를 하기 때문에 하루 세 번 바뀌게 되어 있다.

자신이 담당이 누구인지를 모르면 입원 생활을 하는 데 조금 불편하다. 그러므로 자신의 담당이 누구인지 이름 정도는 알아두는 것이 좋다. 내 담당이 아닌 다른 간호사에게 이야기해 봐야 자기 소관이 아니기 때문에 그저 말을 전해 주는 정도가 되기 때문이다. 자기 담당 환자 챙기기도 바쁜데, 다른 간호사의 담당 환자까지 챙기기는 쉽지 않다. 환자별로 담당이 정해져 있고, 그래서 자신의 담당 간호사와 의사가 누구인지를 알아두면 여러 번 이야기해야 하는 수고를 덜 수 있고, 일도 빨리 진행된다.

의학적인 문제뿐만 아니라 의학 외적인 문제에 대해서도 담당 간호사에게 도움을 청하면 된다. 예를 들어 2인실을 쓰는데 옆 환자가 지나치게 시끄럽다거나, 다인실로 방을 바꾸고 싶거나, 방이 춥다거나, 음식이 지나치게 짜서 입에 맞지 않는다거나 하는 사소한 문제도 담당 간호사에게 도움을 청하면 된다. 아무래도 의사들은 병원 행정에 관해서는 잘 모르기 때문에 의학 외적인 부분에 대해서는 담당 간호사에게 도움을 청하는 편이 낫다.

입원 생활을 하는 데는 간호진 외에 의사진도 있다. 얼핏 보면 다들 흰 가운 입고 왔다 갔다 하기에 누가 누군지 구분이 안 되는 것

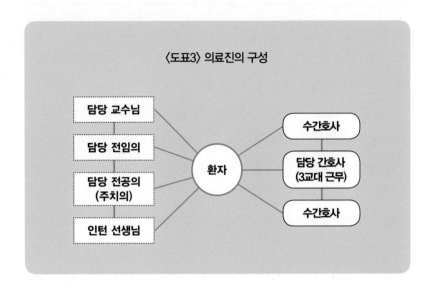

〈도표3〉 의료진의 구성

담당 교수님
담당 전임의
담당 전공의
(주치의)
인턴 선생님

환자

수간호사
담당 간호사
(3교대 근무)
수간호사

같지만, 자세히 이름표를 보면 직급이 있고, 나름대로의 역할이 구분되어 있다. 대형 병원의 의사는 크게 ① 교수, ② 전임의(=임상강사, 펠로우), ③ 전공의(=레지던트), ④ 인턴(=수련의)으로 나눌 수 있다.

　외래에서 계속 만나던 담당 교수는 누구인지 쉽게 알 수 있다. 외래에서 만나는 의사는 담당 교수가 유일하다. 하지만 입원을 하면 외래에서는 본 적이 없는 의사들을 만나게 되는데, 여기에는 담당 전임의와 담당 전공의, 그리고 인턴이 있다. 전임의는 '임상 강사' 또는 '펠로우'라고도 부르는데, 레지던트 4년 과정을 모두 마치고 전문의 자격증을 가지고 있으면서 세부 전공을 더욱 수련하기 위해 1~2년 정도 더 병원에서 일하는 의사를 말한다. 전임의는 함께 회진을 돌고 환자의 진료에 참여하며, 교수가 없을 때는 교수를 대신하여 진료를 담당하기도 한다.

　그 아래로 담당 주치의가 병동에 있다. 흔히 '레지던트'라고 불리는 전공의들이다. 전공의 1년차 또는 2년차가 병동 주치의가 되는데, 입원 생활을 하는 동안 환자에게 가장 중요한 사람이다. 주치의에 대해서는 뒤에서 다시 한 번 설명할 것이다.

진료팀의 가장 막내는 인턴이다. 이들은 의과대학을 졸업하고 갓 의사가 된 사람들로, 엄연히 진료팀의 일원이다. 하지만 임상 경험이 많지 않아 진료에서 큰 역할을 하기보다는 주로 상처 소독이나 간단한 시술 동의서, CT 촬영 동의서, 콧줄 삽입, 동맥 피검사 등의 일을 담당한다. 환자나 보호자들은 인턴 선생님들이 어리고 궂은 일을 한다고 해서 많이 무시하는 경향이 있다. 인턴은 의사가 아니라고 생각하는 사람도 있다. 하지만 인턴 선생님들도 의사 자격증을 갖춘 엄연한 의사이며, 이들이 없으면 병원이 운영되지 않을 만큼 보이지 않는 곳에서 힘든 일도 마다하지 않고 일하는 고마운 존재이다. 인턴 선생님들, 특히 여자 인턴 선생님들을 어리다고 하대하는 경우가 있는데, 부디 그러진 않았으면 좋겠다.

그 밖에도 병원에는 다양한 분야에서 많은 사람들이 자신의 일을 수행하고 있다. 병원을 청소해 주시는 미화원, 환자를 이송해 주시는 이송원, 전기 수리기사, 입원 수속실 행정 직원 등 보이지 않는 곳에서 모두가 자신의 일을 해내고 있기에 병원이 굴러간다. 다들 고마운 분들이다.

3) 담당 주치의 알아두기

병원에 입원하여 환자와 가장 가까이 지내면서 의지하게 되는 사람은 담당 주치의인 전공의이다. '레지던트'라고 불리는 전공의는 해당 진료과 전문의가 되기 위해 수련을 받는 사람으로, 진료를 하는 의사이면서 동시에 담당 교수나 전임의로부터 교육을 받는 피교육자 이기도 하다.

담당 주치의는 병동에 상주하면서 환자의 일차적인 진료를 담당한다. 담당 교수가 24시간 내내 환자 옆에 있을 수는 없기 때문이다. 그래서 담당 교수도 직접 입원 환자를 챙기지만, 담당 주치의를 통해 많은 정보를 얻고, 또 담당 주치의에게 환자 진료를 의지하기도 한다.

당당 주치의는 환자를 가장 가까이에서 일차적으로 돌보면서 간단한 문제는 직접 해결하고, 복잡한 문제는 교수에게 보고하고 의논하면서 배워 나간다. 설사가 나면 설사약도 주고, 열이 나면 열이 나는 이유를 검사하고, 필요하면 직접 항생제 치료도 한다. 주치의 스스로 판단이 어렵거나 중요한 문제는 상급자인 전임의나 담당 교수와 상의하여 정한다.

환자가 입원을 하게 되면 일단 주치의는 과거 의무기록을 보고 환자의 병력을 파악하고, 현재의 문제가 무엇이며 무엇 때문에 입원했는지를 파악한다. 그리고는 담당 교수의 지시 사항을 바탕으로 나름대로 치료 계획을 세운다. 그래서 담당 교수는 병동을 회진할 때 가장 먼저 주치의를 찾는다. 주치의에게 환자의 상태나 중요한 혈액검사, CT 결과 등을 보고 받는다. 그 뒤 환자의 문제에 대해 함께 고민하고, 어떤 약을 쓸지, 수술을 할지 등의 치료 계획을 세운다. 치료의 큰 틀은 교수가 잡아 나가지만, 세세한 부분은 주치의인 레지던트들이 계획을 세우고 수행한다. 그 과정에서 레지던트는 상황에 맞는 치료 방법을 배워 나가고 그렇게 레지던트 수련을 마치면 전문의가 된다.

두말 할 것도 없이 입원해 있는 동안 환자에게 가장 중요한 사람은 담당 주치의이다. 담당 교수도 물론 중요하지만 입원해 있는 동안 담당 교수가 직접 해 줄 수 없는 부분을 챙겨 주는 엄마 같은 사람은 바로 담당 주치의이다. 따라서 입원해 있을 때는 주치의와 좋은 관계를 맺어 두는 것이 여러 모로 도움이 된다.

물론 담당주치의가 환자의 마음에 들 수도 있고 그렇지 않을 수도 있다. 좋은 주치의도 있고, 그렇지 않은 주치의도 분명 있다. 우리는 누구나 다 사람인 까닭에 상대방이 마음에 들 수도 있고 마음에 안 들 수도 있다. 사람은 누구나 자신의 가치관과 생각에 의해 살아가기 때문이다. 몸이 힘든 상황에서는 사소한 일들에도 상처를 받기 쉽고, 뜻하지 않게 주치의에게 상처 받는 일도 생길 수 있다. 하지만 담당 주치의는 기본적으로 나에게 도움을 주는 사람이라는 점을 잊지 말고 서로 존중하면서 가능하면 많은 대화를 나누는 것이 좋다. 그러다 보면 서로를 조금씩 이해할 수 있을 것이고, 그래야 내가 원하는 바를 더 많이 얻을 수 있다.

4) 의과대학 학생들

암을 전문으로 치료하는 큰 병원들은 대부분 대학병원이기 때문에, 입원생활을 하다 보면 종종 의과대학 학생들을 마주하게 된다.

병동 실습은 의대 교육에서 중요한 부분이어서, 본과3학년이 되면 의과대학 학생들이 병동 실습을 나오게 되는데, 많은 환자분들이 이를 별로 달가워하지 않는다. 의과대학 학생들은 뭔가 미숙한 사람들이고, 잘 모르는 사람들이 나에게 와서 나에게 해를 끼친다고 생각한다. 의사도 아닌 사람들이 와서 나를 실험용 모르모트 취급을 한다고 느끼기도 한다. 그러기에 대놓고 학생들은 나에게 오지 말라고 학생들에게 면박을 주는 경우도 있다.

하지만 이를 너무 민감하게 받아들이진 않았으면 좋겠다. 대학병원은 일반병원과 달리 의대생 교육을 해서 미래의 의사를 양성해 내야 하는 의무가 있다. 훌륭한 의사를 만들어 내야 하는 사회적 책임이 있는 것이다. 환자가 대학병원을 찾는다는 사실 자체는 자신이 잠재적으로 의대생이나 전공의의 의학교육 대상이 될 수 있음에 동의하는 일이기도 하다.

좋은 의사는 그냥 하늘에서 뚝 떨어지지 않는다. 이른바 명의라고 하는 사람들도 다 미숙했던 의대생, 전공의 시절을 거쳐서 지금의 명의가 되었다. 나에게 병동 실습 나오는 의대생도 언젠가는 미래에 명의가 될 수 있는 사람들이다. 그런 사람들을 잘 교육시켜야 한다.

특히 내가 했던 환자 경험이 그들에게는 큰 도움이 된다. 가령 '내가 이러이러한 의사를 만났었는데, 이러 이러한 점 때문에 큰 상처를 받았었다. 학생은 앞으로 그런 의사는 되지 말아라. 혹은 이런 의사가 참 좋았다. 앞으로 그런 점을 참고해서 환자들을 배려해 주는 의사가 되면 좋겠다' 이런 진솔한 말들이 의대생들에게는 평생을 의사로 살아가는 데 큰 재산이 된다. 병원 생활을 하면서 의과대학 학생들을 교육에도 기여하는 것이다. 의사에게 환자는 가장 좋은 선생님이다.

개인적으로도 나 역시 본과 3학년 내과 실습을 나와서 처음 만났던 환자를 아직도 잊지 못한다.

38세 젊은 백혈병 환자였는데, 환자분이 의대생인 나를 무척 호의적으로 대해 주어 매일 한두 시간씩 대화를 나눌 수 있었다. 환자들은 어떤 생각을 갖고 있는지, 환자들은 어떤 때 마음의 상처를 받는지, 백혈병에 대해서는 어떻게 치료적 접근을 해야 하는지, 책으로 배울 수 없었던 지식들을 깊이 있게 배울 수 있었다. 의대생 때 처음 만났던 환자들이 의사들에게는 평생 잊혀지지 않곤 한다.

또한 이들을 잘 활용하면 환자에게도 도움이 된다. 의대생들은 전공의 보다 시간이 많다. 이런 증상이 새로 생겼고 이런 점이 불편한데, 왜 그런지 공부해서 주치의나 교수에게 잘 이야기해 달라고 하면, 의대생들은 열심히 공부해서 담당 교수에게 보고를 한다. 그런 과정에서 주치의나 교수가 몰랐던 사실이 밝혀지기도 한다. 담당 교수가 이런 설명을 해 주었는데, 잘 이해가 안 되니 공부해서 내가 이해하기 좋게 다시 설명해 달라고 하는 것도 방법이다. 주변에 대입 수험생이 있다면, 의대생들에게 어떻게 공부했기에 그렇게 공부를 잘해서 의대에 들어왔는지 물어볼 수도 있다.

요즘에는 환자 안전 문제 때문에, 환자에게 위해가 생길 수 있는 복잡한 의학적 처치를 학생들에게 시키기도 어렵고, 학생들이 병동 실습 와서 하는 일은 주로 신체 검진, 문진, 시술 참관, 간단한 소독 정도이다. 환자에게 직접적으로 해가 갈 일도 거의 없다. 대학병원에 입원해 있으면서 의대생이 실습을 나온다면 너무 불편하게 생각하지 말자. 오히려 의대생들을 잘 활용해서 함께 공부하고 투병 생활에 도움을 받으면 된다. 그렇게 되면 내가 미래의 좋은 의사를 만들어 내는 데 작은 기여를 하는 셈이 된다.

5. 응급실 현명하게 이용하기

1) 응급실 진료의 흐름

대학병원 응급실을 한 번이라도 가 본 사람은 알 것이다. 왜 사람들이 다시는 응급실에 가지 않으려 하는지를. 침대가 없어 신문지를 깔고 드러누운 환자, 아프다고 신음하는 환자, 한구석에서 울고 있는 보호자 등등 정말 안타까운 풍경이 펼쳐진다.

응급실은 보통 매우 위급한 상황이나 외래가 문을 닫은 저녁 시간, 공휴일에 가는 것이 대부분이다. 응급실, 그중에서도 특히 대학병원 응급실에 가면 다음과 같은 일들을 겪게 된다.

응급실 사례

응급실에 도착하니 접수부터 하라고 한다. 돈 안 내고 도망갈 사람 취급 받는 것 같아 처음부터 약간 기분이 상하긴 했지만, 하라고 하니 접수를 하고 기다렸다. 다들 바쁘고 분주히 움직이는데,

누구 하나 반겨 주는 사람 없다. 예진실의 간호사가 와서 어디가 아파서 왔느냐 등 몇 가지 질문을 하고 혈압을 재고 가더니 기다리라고 했다. 몸은 힘든데 누울 자리도 없고, 기약 없이 마냥 앉아서 하염없이 기다려야 인턴 선생 얼굴이나마 보게 된다. 괜찮다고 하는데도 억지로 피를 뽑고, 엑스레이검사를 해야 한단다. 피를 뺀다고 여기저기 찔러 대더니 한참을 기다려도 검사 결과에 대해 누구 하나 설명해 주지 않는다. 담당 선생이 도대체 누구냐고 지나가는 간호사에게 물어도 자신의 관할이 아니어서 잘 모르겠다며 자기 할 일 하느라 정신이 없다.

한참을 더 기다리니 머리가 부스스한 내과 레지던트라는 사람이 와서 왜 왔냐고 퉁명스럽게 물어보고 간다. 이미 인턴 선생에게 했던 이야기를 두세 번쯤 반복하는데, 말을 끊고는 가타부타 말도 없이 그냥 가 버린다. 싫은 소린 하기 싫었지만 몸이 아쉬운지라 입원이라도 시켜 달라고 했으나 입원실이 없다며 면박만 당했다. 기다리다 지쳐 그냥 집에 가겠다고 하니, 이번에는 집에 가다가 길에서 사망할 수도 있으며, 혹시라도 무슨 일이 생기면 병원에서는 책임질 수 없다는 등 무슨 각서를 쓰고 가란다. '그렇게 중한 상태면 와서 좀 봐 주든가……. 봐 주지도 않으면서 죽을 수도 있다니 이건 무슨 일이람.'

진료비를 계산하려고 가니 10만 원이 훌쩍 넘게 나왔다. '젠장 응급실 와서 여섯 시간 동안 한 것이라곤 혈액검사뿐인데……' 결국 검사 결과 한 마디 듣지 못하고 몸도 마음도 지쳐 집으로 발걸음을 옮겼다. 죽기 전까진 다시 응급실에는 오지 않겠다고 결심한 채…….

가상의 사례이지만, 낯설게 느껴지진 않을 것이다. 응급실에 가면 흔히들 경험하는 일이다. 이런 상황이다 보니 응급실에 와야 할 진짜 응급 상황에서도 응급실에 오지 않는 일이 벌어지곤 한다. 그렇다면 왜 이런 일이 생기게 된 것일까? 진료의 흐름을 보면 어느 정도 이해할 수 있을 것이다.

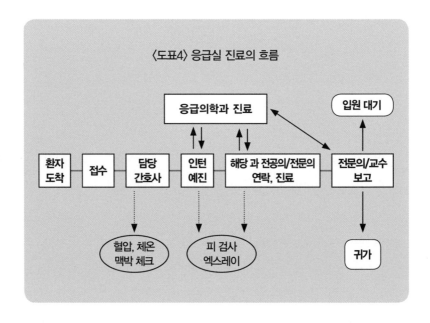

여러 단계를 거치고 여러 사람의 판단을 기다리는 것도 좋지만 단계가 지나치게 많아지다 보니 많은 시간을 잡아먹게 되고, 그 과정에서 환자는 지쳐 간다. 그렇다고 응급실에 오는 모든 환자를 담당 교수가 처음부터 다 볼 수도 없는 노릇이다. 그렇다면 이처럼 환자도 불편하고 담당 교수도 불편한데 왜 이렇게 여러 단계를 거치게 만들어 놓았을까?

먼저 입장을 바꾸어 생각해 보자. 환자 입장에서는 응급실이 정말 가기 싫은 곳이다. 그렇다면 의사의 입장에서는 어떨까? 의사 역시 응급실은 정말 가기 싫은 곳이다. 밤새 일해야 하기 때문에 힘들고 피곤한 것은 둘째 치고, 언제 어떤 사고를 당해 들어올지 모르는 중환자 때문에 항상 긴장의 끈을 놓을 수 없다. 게다가 응급실에서는 종종 의료사고가 난다. 999명의 환자를 제대로 진료해도 1명의 환자를 잘못 진료하면 의료사고가 난다. 의사도 사람이기 때문에 실수가 없을 수 없다. 그래서 대부분의 대학병원에서는 이중, 삼중으로 체크하는 시스템을 만들어 놓았다. 인턴과 레지던트가 환자를 보고 나름대로 내린 의학적 판단을, 그것이 과연 옳은지 상급자에게 보고한다. 특히 인턴과 레지던트는 배우는 과정에 있기 때문에 이런 과정을 통해 진료와 함께 가르침을 받는다. 그러면서 점점 실력을 쌓아 나가는 것이다.

동시에 책임 소재를 분명히 하기 위해 여러 진료과 의사들을 개입시킨다. 인턴 선에서 괜찮다고 돌려보낸 환자에게 의료사고가 종종 생기면서, 대학병원에서는 인턴 혼자 환자를 보거나 인턴 개인의 재량으로 환자를 돌려보내는 일을 가급적 금하고 있다. 그래서 정말 사소한 문제가 아닌 이상 인턴이 환자를 보고, 상급자인 해당 진료과 레지던트에게 물어보고 확인을 받은 뒤 귀가 조치를 한다. 그 과정에서 시간이 걸린다.

응급실에 여러 과의 전문의가 상주하면서 바로 진료할 수 있도록 하면 좋겠지만, 그러기 위해서는 사회적으로 비용을 치러야 한다. 우리나라의 보험 수가는 전문 인력의 야간 당직비나 온콜on-call 비상대기 교통비 등 인건비를 충분히 인정해 주지 않고 있고, 사회적으로도 그런 비용을 치르는 것을 부담스러워 하기에, 응급실의 전문의는 턱없이 부족한 것이 현실이다. 응급실은 적자 속에서 운영이 되고 있고, 정작 중요한 필수 의료임에도 불구하고 우리나라에서는 그 누구도 투자를 하거나 비용을 치르고 싶 어하지 않는다. 중증외상 분야가 대표적인 분야인데, 아주대학교병원 이국종 교수가 쓴 『골든아워』라는 책에 보면 이러한 후진적 의료 현실에 대해 너무나 잘 나와있다.

2) 꼭 알아두어야 할 응급실 시스템

응급실을 잘 이용하기 위해서는 응급실의 시스템에 대해 몇 가지 알아 두고 있어야 한다.

① 응급실은 먼저 온 순서대로 진료하지 않는다

응급실은 일반 외래진료처럼 접수 순서에 따라 진료를 보는 곳이 아니다. 응급실이란 말 그대로 급성질환이나 손상으로 인해 신속한 의학적 처치가 필요한 응급환자를 치료하는 곳이다. 응급실로 왔다고 해서 다 응급환자가 아니다.

응급환자는 엄연히 법규정상 그 기준이 정해져 있다. 급성질환이나 각종 사고 및 재해로 인한 부상이나 그 밖의 위급한 상태로 인해 즉시 필요한 응급처치를 받지 않을 경우 생명을 보존할 수 없거나 심신에 중대한 위해가 발생할 가능성이 있는 환자, 또는 이에 준하는 사람이 바로 응급환자다. 응급실 의료진은 환자가 오면 이런 기준에 따라 응급환자인지 아닌지를 판단한다.

응급실에서는 먼저 온 순서로 진료를 하는 것이 아니라 환자의 중증도에 따라 진료를 한다. 내가 먼저 왔는데 왜 나부터 먼저 진료를 안 해 주냐고 소란을 피우면 안 된다. 당연한 이야기지만 응급실의 의료진에게 폭언을 하거나 폭력을 행사하면 안 된다. 이런 말까지 하는 이유는 응급실에서 의료진을 폭행하는 사건이 많이 일어나기 때문이다.

② 응급실은 응급환자만 이용해야 한다

당연한 말이지만 응급실은 응급환자만 이용해야 한다. 당연한 말을 이렇게 쓰는 이유는 응급실에 비응급환자가 넘쳐나서 정작 응급환자가 신속한 치료를 받지 못하는 경우가 많기 때문이다. 처음 암을 진단 받고, 서울의 큰 대학병원에 빨리 입원하기 위해 무턱대고 응급실로 오는 경우가 있다. 생명을 위협하는 위험한 상태라면 응급실에 빨리 가서 응급실을 통해 입원하는 것이 맞겠지만, 그렇지 않은 경우라면 응급실에서 퇴짜를 맞을 것이다. 응급실은 암환자의 외래, 입원을 당기기 위해 존재하는 곳이 아니기 때문이다.

③ 응급실에서는 여러 검사를 한다

응급실 의료진이 혈액검사나 CT촬영을 해야 한다고 하면 병원 수입을 위해 과잉진료하는 것 아니냐고 의심의 눈초리를 보내는 환자도 적지 않다. 기본적으로 응급실에서는 환자가 응급 상태이고 생명이 위험할 수 있다는 가정하에 진료를 한다. 아무리 경험이 많고 실력이 뛰어난 의사라도 응급 증상으로 급하게 내원한 환자의 상태를 한 번 보고 금방 무슨 병인지 속단할 수는 없다. 당연히 각종 검사를 통해 정확한 진단을 내린 후 필요한 처치를 할 수밖에 없다.

응급실 의료진은 외래에서 만나는 의료진과 다르다. 외래에서 만나는 의료진은 환자를 계속 봐 왔으므로 환자 파악이 어느 정도 되어 있지만, 응급실에서 만나는 의료진은 환자를 처음 보는 의료진이다 보니 그간의 의무기록을 보며 환자 병력을 파악하는 데 시간이 소요되고, 환자를 보는 관점도 외래 의료진과 많이 다르다.

응급실에서는 기본적으로 응급 상황에 대해 대처하고 생명을 놓치지 않는 것이 가장 중요하다. 응급 상황에서는 생명을 놓치지 않는 것이 중요하기에 어쩔 수 없이 과할 정도로 검사를 하고 치료를 한다. 환자 1,000명 중 999명을 잘 치료해도 1명이 사망하면 안 되므로, 1명의 환자를 놓치지 않기 위해 999명을 검사할 수 있는 곳이 응급실이다. 응급실은 생명이 왔다 갔다 하는 곳이므로 응급실에서의 실수는 바로 의료사고로 이어질 수 있다.

운전 경력 30년의 뛰어난 모범운전사라고 해도 교통사고를 낼 확률이 0%인 사람은 없다. 운전자의 잘못이 아니더라도 사고는 날 수 있기 때문이다. 의사도 마찬가지이다. 그러기에 응급실에서는 어쩔 수 없이 많은 검사를 하게 되어 있다. 게다가 최근에는 응급실에서 진단을 놓친 사건에 대해 담당 의사를 교도소에 보낸 판결이 나오면서, 응급실 의사들은 응급실 진료에 더 많은 심적 부담을 느끼고 있다.

여러 이유로 우리나라 의료 현실상 응급실은 환자에게나 의사에게나 좋은 기억으로 남아 있지 않다. 환자 입장에서는 위급한 상황을 넘기고 나를 살려 준 고마운 장소라고 느끼고, 의사 입장에서는 분초를 다투는 응급 환자를 살려 냈다는 보람을 느끼게 해 주는 장소가 되면 좋으련만 그러기엔 아직도 많은 점이 부족하다. 진정성을 갖춘 시스템이 보완되기를 바라는 마음이다.

응급실에 대한 인상이 좋지 않더라도, 필요한 경우에는 반드시 응급실에 가야 한다. 응급실에 가기 싫다고 혼자서 병을 키우다 더 큰 화를 당할 수도 있기 때문이다. 다만, 응급실 진료의 흐름과 응급실 의료진의 특성을 이해해 두면 더 편하게 응급실 진료를 받을 수 있다.

6. 의사와 이야기하기

1) 설명에 인색한 의사들

암을 진단 받고 나서 투병 생활을 하면서 갖는 가장 큰 불만은 아마도 의사들이 설명을 잘 안 해 준다는 점일 것이다. 지금 상태는 어떠한지, 주의해야 할 부작용은 무엇인지, 예후는 어떻게 될 것인지 궁금한 점이 한두 가지가 아니어서 하나하나 차근차근 설명을 듣고 싶은데, 외래에서는 괜찮다는 말 한 마디로 진료가 끝나기도 하고, 입원해서는 의사들이 회진을 와도 별 말 없이 가 버리곤 한다. 하루 종일 병실에 누워 담당 의사가 회진 오기만을 목 빼고 기다린 환자에게는 허무해지는 순간인 것이다. 행여나 잠시 화장실 간 사이에 담당 의사가 회진하러 올까 봐 화장실도 가지 못하고, 잠든 사이에 왔다 갈까 봐 잠도 자지 않고 기다렸건만 기껏 와서는 별 이야기도 없이 가 버린다는 하소연을 많이 듣는다.

우리나라는 기본적으로 지적재산권을 잘 인정해 주지 않는 나라이다. 검사는 돈을 내고 하는 것이지만 전문가의 시간을 뺏어서 설명을 듣는 것은 공짜라는 인식이 강하다. 의사가 충분한 시간을 내어 설명을 하는 것에는 수가 보상이 없고, 검사를 하면 수가 보상이 많다. 설명을 더 하기보다 그 시간에 더 많은 검사를 하고 더 많은 환자를 봐야만 적자를 면하게 되어 있는 괴상한 의료 구조는 우리 모두가 처해 있는 현실이다.

변명을 하려 들면 여러 가지가 있을 수 있겠지만, 그래도 의사가 환자에게 자세한 설명을 해 주어야 한다는 것은 누구도 부정하기 힘든 기본 전제이다. 시간이 부족하다는 이유도, 환자가 많다는 이유도 사실 정당한 면책 사유가 되진 못할 것이다.

의사에게는 환자에게 자세히 설명해 주어야 할 의무가 있다. 하지만 현실적으로 환자들은 의사들이 설명을 잘해 준다고 느껴지진 않는다. 어떻게 해야 할까?

실제로 같은 의사가 보기에도 너무 하다 싶을 정도로 권위적이고 고압적인 의사도 있고, 반대로 감탄할 만큼 친절하고 설명을 잘해 주는 의사도 있다. 물론 여기에는 의사 개개인의 성격이나 여유 시간, 지식의 정도, 업무량 등의 이유가 있을 것이다. 이렇게 의사마다 차이가 크다 보니 환자 입장에서는 주치의를 잘 만나면 설명도 충분히 듣고 몸과 마음도 편해지는데, 그렇지 못하면 설명도 제대로 듣지 못하고 마음만 더 불안해진다는 불만이 나온다. 이를 단순히 의사 개인 탓으로 돌리고 비난하기 전에 환자나 보호자도 과연 얼마나 효율적인 대화 기술을 가지고 있는지를 생각해 보는 자세가 필요하다. 한국의 이상한 의료제도나 현실을 지금 당장 바꿀 수는 없고, 담당 의료진도 원하는 대로 바꾸기 어렵다. 불평을 늘어 놓는다고 해서 주어진 여건이나 상황이 달라지지 않는다. 그렇지만 주어진 여건 속에서 내가 얼마나 효율적으로 의료진과 커뮤니케이션을 하느냐에 초점을 맞추면 많은 부분이 달라질 수 있다.

2) 담당 주치의와의 효율적인 대화법

그렇다면 입원해 있을 때에는 어떻게 하면 담당 주치의와 효율적으로 대화할 수 있을까? 사실 주치의들은 매우 고달픈 사람들이다. 레지던트 역시 하루하루 병원 일에 치여 정말 바쁘게 산다. 그러므로 주치의들의 생활 패턴을 잘 알고 있으면 서로간 이해의 폭을 넓힐 수 있다.

예를 들어 자신의 상태에 대해 설명을 듣고 싶다고 해 보자. 이 경우 주치의가 가장 바쁜 시간에 가서 질문을 한다면 자세한 설명을 듣기가 어려울 것이다.

당연한 일이다. 바쁠 때에는 밥도 못 먹고 잠도 못 자고 정신 없이 일하는데 그 바쁜 시간에 주치의를 찾아가서 상세하게 설명해 달라고 하고, 주치의가 설명을 잘 안 해 준다고 투덜거려 봤자 소용없는 노릇이다. 요즘은 '전공의 주80시간 제한법' 때문에, 퇴근 시간을 지켜야 하는데, 퇴근 시간을 5분 남겨 놓고 찾아가 봐야 길게 설명을 못 들을 것도 당연한 노릇이다.

주치의들은 보통 검사 결과가 나오고 회진이 다 끝나는 늦은 오후에 한가하다. 당연한 말이지만 주치의가 한가할 때 가서 물어봐야 많은 이야기를 나눌 수 있다. 물론 병원과 진료과마다 회진 시간이 다르고 업무 형태가 다르므로 담당 주치의나 담당 간호사에게 직접 물어보면 주치의의 시간을 더 자세히 알 수 있을 것이다.

담당 주치의가 편한 시간에 약속을 정해서 설명을 듣는 것도 좋은 방법이다. 두 가지 경우를 생각해 보자. A라는 보호자는 의사에게 설명을 듣기 위해 이렇게 물어보았다.

"선생님, 도대체 얼굴을 볼 수가 없네요. 하루 종일 목 빼고 기다렸는데 이렇게 늦게 오시면 어떻게요. 도대체 저희 어머니 상태는 어떤 건가요? 대답 좀 해 주시죠?"

반면, B라는 보호자는 이렇게 물어보았다.

"선생님, 제 어머니 상태가 더 나빠지는 것은 아닌가 걱정돼서 여쭐 것이 있는데, 언제 시간이 가장 편하신지요? 편한 시간을 정해 주시면 제가 기다릴 테니, 그 시간에 면담을 좀 했으면 좋겠습니다."

A라는 보호자는 담당 주치의가 언제 올지 몰라 화장실도 못 가고 병실에서 아무 일도 못하고 하루 종일 기다렸다가 겨우 담당 주치의를 만났다. 반면, B라는 보호자는 담당 주치의 선생님과 시간 약속을 해 놓았기에, 밥도 먹고 나가서 일도 보고, 병실 간이침대에서 낮잠도 자다가 담당 선생님이 가장 한가한 시간에 면담을 하였다. 둘 중 어떤 보호자가 더 자세한 설명을 들을 수 있었을까?

이것은 일종의 배려이다. 의사도 사람인 만치 '환자와 보호자들이 내가 바쁜 것을 이해해 주고 바쁜 나를 배려해 주는구나' 하고 느끼게 되면 아무래도 더 자세하게 설명해 주고 잘해 주게 되어 있다. 이

것을 보고 의사들이 사람 차별한다고 생각하면 곤란하다.

물론 의사는 '갑'이고 환자는 '을'이며 아픈 것도 서러운데, 환자가 의사를 배려해야 하느냐고 생각할 수 있다. 의사가 환자를 배려해서, 모든 것을 환자 입장으로 맞추고, 환자가 원하는 시간대에 와서 원하는 만큼 설명해 주어야 한다고 생각할 수도 있다. 틀린 말은 아니다. 하지만 세상은 늘 그래 왔듯이 나를 중심으로 돌아가지는 않는다.

환자와 보호자가 궁극적으로 원하는 것은 병원에서 입원 치료를 잘 받고, 설명을 잘 듣고, 좋은 치료 결과를 얻는 것이다. 상대방에 대한 작은 배려가 있으면 원하는 것을 얻고 서로 좋을 수 있다. '을'이기 때문에 '갑'인 의사에게 맞추라는 것이 아니라, 상대방에게 조금만 더 맞추면 내가 원하는 것을 더 많이 얻어 낼 수 있다는 의미이다. 물론 의사들도 당연히 환자를 잘 이해하고 배려하기 위해서 많은 노력을 해야겠지만, 당장 내가 치료를 받아야 하는데, 의사의 태도가 하루아침에 바뀌기는 쉽지 않다. 본래 상대방을 바꾸려고 노력하는 것보다 내가 바뀌려고 노력하는 것이 더 효율적이다.

인터넷에 보면 담당 의사가 불친절하다며 원성을 쏟아내는 글들이 많이 있다. 물론 개중에는 정말 인성이 안 된 소수의 나쁜 의사가 있는 것 같기도 하다. 세상 어느 집단이나 소수의 나쁜 사람은 있기 마련이다. 하지만 담당 의사가 불친절하다는 상당 부분은 의사소통의 실패이고, 이를 다른 말로는 Communication failure라고 부른다. Communication failure의 결과는 고스란히 환자의 피해로 이어진다.

3) 의사들의 생활 패턴을 이해해 보자

아픈 것도 서러운데, 의사들의 생활 패턴을 이해하라고 하면 다소 당황스러울 수 있다. 살면서 의사 얼굴을 아예 안 볼 것이라면 의사를 이해할 필요도 없다. 하지만 좋든 싫든 살다 보면 병원을 안 올 수는 없고, 병원에 오는 이상 의사를 안 만날 수는 없다. 살다 보면 의사들과 이야기를 나눌 일이 생길 수밖에 없다. 의사들이 어떠한 존재인지, 어떤 사고방식을 가지고 있고, 어떤 생활 패턴을 가지고 있는지를 이해하면, 투병 생활을 하는 데 훨씬 유리하다.

얼마 전에 겪었던 일을 한번 살펴보자.
"선생님, 도대체 얼굴 보기가 왜 그리 힘듭니까? 오늘 내내 상태가 안 좋았는데, 저녁이 다 되어서야 얼굴을 내비치고, 그러고도 당신이 담당 교수 맞습니까?"

저녁에 회진을 도는데, 남자 보호자가 나를 보자마자 얼굴을 붉히는 것이었다. 사정은 이러했다. 환자는 그날 아침부터 일반인이 보기에도 상태가 안 좋았다. 점점 숨이 차고 객혈이 있었다. 전공의가 보호자를 불렀는데, 전공의 선생님은 나쁜 예후에 대해서만 계속 이야기를 했다. 환자가 곧 임종을 맞을 수도 있다는 말까지 했다. 중환자실에 가지 않으려면 무슨 문서에 서명해야 한다고 했다. 전공의의 이야기가 믿어지지 않아 담당 교수를 만나고 싶었지만, 담당 교수를 만나려면 어떻게 해야 하는지 알 수가 없었다. 보호자는 간호진에게 물어봤지만, 교수님 외래 중이셔서 못 오신다고, 보통 외래 끝나고 회진을 오시긴 오시니까 기다리라는 말만 하루 종일 들었다.

그러다가 저녁이 되어야 나를 만난 것이다. 화가 날 법도 했다. 게다가 그 보호자는 내가 그동안 한 번도 본 적이 없는, 지방에 있다는 아들이었다. 평소 병원에는 주로 며느리가 모시고 왔었는데, 환자분 상황에 대해 안 좋은 이야기를 하면 며느리인 자기가 어머니를 잘못 모셔서 그런 것이라고 혼날까 봐 남편에게는 좋은 것만 전하고 나쁜 상황에 대해서는 설명하지 않았던 것이었다. 아들은 환자분의 상황이 심각한 상황이었는지를 전혀 모르고 있었다.

그날 나는 오전/오후 외래였다. 그날따라 외래가 많이 지연되었고, 다른 과에서 급한 환자가 있다고 초진 환자 몇 명을 봐 달라고 해서 예정된 외래 시간이 한참 지나서야 외래를 마칠 수 있었다. 아침 컨퍼런스와 회의를 갔다가 오전 외래를 보고 점심때는 다른 회의를 갔다가 오후 내내 다시 외래를 보고 내 딴에는 오후 외래 끝나자마자 병동 회진을 돈 것이었다. 오후에 외래 보는 중간에 그 환자분 상태가 좋지 않다는 보고는 받았으나 외래를 비울 수는 없었다. 나는 밥도 못 먹고 종일 외래를 본 뒤 지친 몸을 이끌고 회진을 왔는데, 처음 보는 남자 보호자가 나를 보자마자 다짜고짜 화를 내며 왜 지금에서야 오냐고 성질을 버럭 낸 것이었다.

보호자는 오후 외래가 끝나는 시간을 오후 4시쯤으로 생각했으나, 이날 내가 오후 외래를 끝낸 시간은 오후 8시였다. 그는 교수가 저녁까지 외래를 볼 것이라고는 생각하지 못했다. 막연히 오후 외래면 한 4시쯤 끝날 것이라고 생각을 했다. 평소에 병원에 와 본 적이 없으니 오후 외래가 보통 몇 시에 끝나는지 알 수가 없었을 것이고, 끝나는 시간을 나름대로 생각한 것이었다. 외래도 끝났는데 왜 병실에 회진오지 않는 걸까 생각했고, 하루 종일 기다리다가 회진 온 나를 보자마자 화를 냈다.

나는 지친 몸을 끌고 바로 회진 와서 다짜고짜 화를 내는 남자를 마주했다. 처음 보는 남자가 나를 보자마자 화를 내며 비난했다. 이런 상황에서는 서로 대화하기가 쉽지 않다. 전후 맥락을 모두 이해했다면 양쪽의 처지를 모두 이해할 수 있겠지만, 전후 사정을 딱 자르고 보호자 의견만 들었더라면 나는 환자를 방치하는 나쁜 의사, 매우 무책임한 의사처럼 보였을 것이다. 실제로 인터넷에는 이런 사연들이 많이 올라온다.

더 심각한 문제는 따로 있다. 앞의 상황에서는 시급한 문제가 환자의 의학적 상태가 아닌 보호자의 감정 상태로 옮겨진다. 의료진으로서는 환자 환자를 치료하는 데 치중하는 것이 아니라 보호자를 진정시키는 데 치중하게 된다. 당연히 환자가 손해를 보게 된다.

의사들의 생활 패턴을 알고 있는 보호자는 이런 상황에서 담당 교수를 절실히 만나고 싶었다면, 아마도 외래로 찾아갔을 것이다. 담당 교수가 외래에 있기 때문이다. 외래에 가면 외래가 언제쯤 끝날지 몇 명 남았는지 대략 눈치껏 알 수 있다. 만일 평소에 외래에 많이 와 봐서 외래 간호사 얼굴을 기억해 두고 있었다면 이렇게 할 수도 있었을 것이다. '병동에 입원해 있는 ○○○보호자인데, 외래 중간에 미안하지만 환자 상태가 너무 안 좋아서 그러니 외래 끊길 때 교수님을 잠깐 뵙고 30초만 이야기 좀 하게 해 달라고' 말이다. 아니면 외래 끝나고 바로 회진을 와 주실 수 있는지 메모해서 메모지를 넣어 달라고 부탁할 수도 있다. 환자 상태가 안 좋아서 보호자가 발을

동동 구르는데, 외래 간호사가 외래 중인 교수에게 메모지 한 장 건네주는 일쯤은 못할 것도 없다. 외래 간호사 입장에서도 어떻게 해서든 도와주고 싶은 것이 인지상정이고, 만일 평소에 외래 간호사와 잘 지내던 보호자라면 외래 간호사도 더 도와주고 싶은 마음이 생기기 때문이다.

이런 것은 누가 가르쳐 주지 않는다. 살면서 각자 눈치껏 해 나가는 것이다. 학교에서 가르쳐 주지 않지만 스스로 배워 나가야 하는 것이 우리 인생에는 많이 있다. 아니, 본디 우리 인생에서 정말 중요한 것들은 누가 잘 가르쳐 주질 않는다. 스스로 터득해 나가야 한다. 우리네 인생처럼 병원 생활은 원래 어려운 법이다. 그나마 보호자로서 병원에 자주 와 보면 어느 정도는 저절로 알게 된다. 의사들을 대하는 방법도 마찬가지이다.

상대방을 비난하는 것은 쉽다. 고성을 지르거나 화를 내는 것도 쉽다. 하지만 그런다고 해서 문제가 해결되거나 내가 원하는 것을 얻을 수 있는 것은 아니다. 상대방을 비난한다고 해서 내가 원하는 것을 얻을 수 있는 것은 아니라, 상대방을 이해해야 내가 원하는 것을 더 얻을 수 있다. 그런 이유에서 상대방을 이해해야 한다는 것이다. 즉, 상대방을 위해서 상대방을 이해하는 것이 아니라, 나를 위해 내가 더 잘 치료 받기 위해 상대방을 이해해야 한다는 것이다.

4) 의사들의 사고방식 – 대면 진료, 비대면 진료

환자들은 의사 얼굴을 보는 것을 진료로 간주한다. 하지만 의사 입장에서는 환자의 얼굴을 보는 것은 진료 시간의 아주 일부일 뿐이다. 특히 대학병원에 입원해 있는 환자의 경우에는 환자의 얼굴을 보는 대면진료보다, 얼굴을 보지 않은 상태에서 이루어지는 비대면 진료 시간이 훨씬 많다. 환자들은 의료진이 하루종일 컴퓨터만 쳐다보고 있다고 생각하기 쉽지만, 의료진이 해야 할 많은 일은 컴퓨터를 통해서 이루어진다.

우선 병원 전산시스템을 통해서 각종 검사 결과를 챙겨봐야 한다. 간호사가 입력해 놓은 활력 징후를 체크하고 환자에게 문제가 없는지를 확인해야 한다. CT 등 영상 검사를 직접 보고, 이상이 있으면 다른 과 의료진과 상의한다. 다른 과 의료진과 상의하기 위해 협진 의뢰서를 쓰기도 하고, 급하면 전화를 하기도 한다. 보다 전문적인 결정을 위해서 집담회를 열기도 한다. 매일매일 의무기록을 써서 정리해야 하고, 검사 및 투약 오더를 입력해야 한다. 최신 논문을 찾아보며 공부도 해야 한다. 행정 잡무도 많다. 건강보험심사평가원에서 부당하게 진료비를 삭감하는 경우가 많기 때문에, 보험 삭감 서류에 항의하는 서류도 써서 부당하게 빼앗긴 진료비를 받아 내야 한다. 병원에 없는 약을 처방하기 위해서는 여러 결재 서류를 작성해야 한다. 배보다 배꼽이 더 크지만, 이런 행위들도 모두 진료 행위이다.

환자와 대면 진료를 하는 것은 ① 환자의 주관적 증상 확인, ② 신체 검진, ③ 시술 시행, ④ 검사 결과 설명, ⑤ 치료 계획 설명을 할 때 정도이다. 의료진 입장에서는 환자를 만나지 않는 진료 시간이 환자를 직접 만나는 진료 시간보다 훨씬 길다.

환자를 만나지 않는 진료 시간에 중요한 사항이 많이 결정되지만, 환자들은 이 과정을 알 수 없다. 굳이 알릴 필요가 없다고 생각하는 의사들도 많다. 환자들도 나름대로 다른 힘들 일이 많은데, 이 보이지 않는 과정을 굳이 알아야 하냐고 생각하는 의사들도 많다. 따지고 보면 환자도 환자 나름으로 의사와 만나지 않는 시간에 하는 일이 많고, 의사 역시 환자가 의사를 만나지 않는 시간에 무엇을 하는지 잘 모른다.

의사들이 얼굴을 보이지 않는다고 해서, 어딘가에서 놀고 있는 것은 아니다. 중요한 치료 결정을 하는 데 환자를 대면진료하지 않고도 환자 없는 곳에서 결정할 수 있는 경우는 많다.

환자 입장에서는 '수술합시다' 한마디를 듣겠지만, 수술을 결정하기 위해서 그 의료진이 보이지 않는 곳에서 얼마나 많이 고민하고 결정했는지에 대해서는 알기 어렵다. 굳이 알아야 하는지도 잘 모르겠다. 수술만 잘 받고 잘 나으면 될 뿐이라고 생각하는 사람들도 많고, 틀린 말은 아니다. 환자들은 '수술하자'는 말을 얼마나 자세히, 친절히 설명해 주느냐를 놓고 의사가 좋은 의사인지 그렇지 않은지를 평가하지만, 의사들을 절대 그런 기준으로 평가하지 않는다. 의사들이 이른바 명의를 평가할 때도 '수술하자'라는 말을 얼마나 친절하게 설명하는지를 기준으로 삼지 않는다. 의사들에게는 수술할지 말지가 고민되는 일이지, 환자에게 '수술하자'라는 말을 얼마나 친절하고 자세히 이야기해 줄 것인가에 대해서는 별로 고민하지 않는다. 보이는 곳에서 '수술하자'는 말을 친절하게 하는 것보다, 보이지 않는 수술장에서 최선을 다해 수술하는 것이 의사들에게는 훨씬 중요한 일이다.

의대 교육 과정에서 어떤 경우 수술을 해야 하고 어떤 경우 수술을 하면 안 되는지 이런 것들은 아주 자세히 교육을 하지만, 수술하자는 말을 어떻게 표현해야 하는지, 환자가 수술하자는 말을 어떻게 받아들일지 등에 대해서는 거의 교육하지 않는다. 그나마 최근에는 의대 교육 과정에서 환자와의 효율적인 의사소통에 대해 교육하기 시작했지만, 지금 40대 이상의 의사들은 환자와의 의사소통에 대해 제대로 교육을 받은 일이 없다.

결국 의사들의 사고방식을 이해해야 한다. 반대로 의사도 환자의 생활 패턴과 사고방식을 이해해야 한다. 의사를 만나지 않는 시간에 무엇을 하는지, 의사를 만나지 않는 시간에 벌어진 일 중에서 중요한 일은 어떤 일이었는지 이해해야 한다. 아픈 것도 서러운데 남들이 어떤 방식으로 생각하는지를 이해하라는 것이 당혹스러울 수도 있다. 하지만 분명한 점은, 상대방의 사고방식을 이해하면 내가 원하는 것을 더 많이 얻을 수 있다는 점이다. 내가 더 잘 치료 받기 위해서 나는 어떻게 해야 하는지 한 번쯤은 정말 진지하게 고민해 봐야 한다. 서로를 필요로 하지만 '화성에서 온 남자, 금성에서 온 여자'만큼이나 서로를 이해하기 힘든 것이 환자와 의사의 관계이다.

5) 의사가 중요하게 여기는 것, 환자가 중요시하는 것

의사가 중요하게 여기는 것과 환자가 중요하게 여기는 것은 좀 다르다. 아니, 많이 다르다.

"선생님, 이번에 잠이 안 와서 죽는 줄 알았어요. 항암 치료 하면 원래 이렇게 잠이 안 오나요?"

"네, 그러셨군요. 어디 아픈 데는 없으셨나요?"

"아픈 데는 없는데 잠이 너무 안 와서 괴롭습니다."

"큰 문제는 아니니, 너무 걱정 마세요."

"아니…, 잠을 한잠도 못 잤다는데 어떻게 그게 큰 문제가 아닌가요? 저는 괴로운데요."

환자는 잠을 못 자서 너무 괴롭다고 하는데 담당 의사는 무심하게 넘어가는 것 같다. 아래의 대화도 비슷한 식이다.

"선생님, 지난번 외래 보고 나서 3주 동안 식사를 통 못해서 너무 힘들었습니다."

"식사를 어느 정도나 못하셨지요? 반 공기는 드시나요?"

"반 공기도 채 못 먹었습니다."

"몸무게는 몇 kg 나가시나요?"

"70kg입니다."

"지난번보다 몸무게가 더 빠지진 않았네요. 열도 안 났고, 피검사도 괜찮네요. 오늘 또 항암 치료 합시다."

"아니… 선생님, 밥을 못 먹어서 너무 힘들었는데, 또 항암 치료를 하자구요?

"입맛 없는 것은 좀 지켜보겠습니다."

"아니, 통 못 먹겠다니까요. 참….'"

위의 대화를 보면 환자는 입맛이 없고 식사를 통 못해서 괴롭다고 하고, 의사는 대수롭지 않게 여기며 항암 치료에만 관심이 있는 것 같다. 의사가 무심해 보이기까지 한다. 하지만 담당 의사는 영양 상태를 나타내는 혈액검사 수치를 확인했고, 검사상 이상이 없는 것을 확인했다. 입맛이 없고 식사를 제대로 못했다고 하지만 몸무게가 유지된다는 것은 어느 정도 우리 몸이 버텨 내고 있다는 의미로 판단했고, 지금 몸 상태로는 항암 치료를 다시 시작하는 데 문제가 없다고 판단했다. 지금 항암 치료를 안 하고 쉬었다가는 암이 커지면서 암 때문에 컨디션이 나빠질 것을 우려했다.

환자분들은 주관적인 증상을 중요시하지만, 의사들은 꼭 그렇지 않다. 의사들은 환자들이 말하는 주관적인 증상을 객관적인 검사 소견과 맞추어서 해석을 한다. 그리고 치료에 있어서 우선순위를 정한다. 생명에 지장을 주는 중요한 사안인지 아닌지를 우선 판단하고, 그 다음을 중요한 우선순위에 맞추어 판단을 한다.

암 투병 생활을 하는 상황에서 잠도 잘자고 식사도 잘하고 아픈 데도 없으면 좋겠지만, 모든 것을 만족시킬 수는 없다. 그러기에 의사들은 우선순위를 매기면서 진료 계획을 세워 나간다. 포기할 것은 포기하고 들어가기도 한다. 입맛이 좀 없어지더라도 항암 치료를 통해서 얻는 효과가 더 크면 입맛을 포기하고 항암 치료를 진행하는 식이다. 의사들은 그런 고도의 훈련을 몇 년 동안 받아 왔다. 전문적인 과정이기 때문에 이 책에서 다 설명할 수는 없겠지만, 의사가 중요하게 여기는 것과 환자가 중요시하는 것은 많이 다르다. 이런 부분을 이해하면 효과적인 커뮤니케이션에 도움이 된다. 환자는 입맛을 중요하게 여길지 몰라도 의사의 머릿속에서는 입맛은 치료의 우선순위에서 밀려 있는데, 의사가 자기 마음을 몰라주고 성의 없이 대답한다고 서운해해 봐야 도움 될 것이 없다. 서로 생각하는 방식이 달라서 그렇다.

6) 설명은 가족이 함께 모여 듣자

담당 의사에게 설명을 들을 때는 모든 가족이 함께 모여 듣는 것이 좋다. 기본적으로 암환자를 간병하는 것은 혼자 짊어지고 갈 수 있는 문제가 아닌, 가족이 함께 나누어 해야 하는 일이기 때문이다. 특히 암이라는 큰 병과 맞서 싸울 때는 가족 모두가 힘을 합쳐야 한다. 가족이 함께 모여서 주치의의 설명을 들어야 하는 또 다른 이유는, 말이 와전되는 경우가 생기기 때문이다. 아무리 가족끼리라고 해도 전달되는 가정에서 와전될 수 있다는 것이다.

"올케! 요즘 우리 엄마 간병하면서 많이 힘들지? 엄마는 좀 어떠셔?"
"담당 선생님이 그러는데 어머님이 폐암 4기래요."

그러고는 다른 가족에게 말을 전하다 보면 말이 바뀐다.

"아까 올케랑 통화했는데 우리 어머니가 말기라면서? 말기면 가망이 없는 거잖아. 아니, 너는 아들이 되어 가지고 그 지경이 될 때까지 도대체 뭐한 거니?"

그러다 보면 오해가 생기고, 오해는 가족간의 갈등을 불러 일으킨다. 그러므로 병원에 입원해 있을 때는 함께 모여 주치의에게 직접 설명을 듣고, 그 자리에서 바로 가족회의를 여는 것이 좋다. 특히 직장생활을 하는 보호자는 업무 때문에 병원에 오기가 힘들므로 담당 주치의와 시간 약속을 잡고, 반차를 내고 병원에 한두 시간이라도 오는 것이 좋은 방법이다. 외래 때마다 온 가족이 함께 오기는 쉽지 않다. 가족끼리 번갈아 오는 것도 방법이다. 중요한 결정을 내려야 하는 날에는 결정권을 가지고 가족을 대표하는 보호자가 꼭 와야 한다. 뿐만 아니라 가족이 병원에 함께 오는 것은 환자의 심리적 안정에도 큰 도움이 된다.

의사 입장에서도 보호자가 각자 한 명씩 와서 환자의 상태를 반복해서 물어보면 피곤하다. 엊그제 설명했는데, 어제 다른 보호자가 나타나서 똑같은 설명을 요구하더니, 오늘은 또 다른 보호자가 나타나서 상태가 어떠냐고 똑같은 질문을 한다면 의사도 기분이 좋을 리 없다. 가족끼리 서로 소통하지 않는다고 생각하게 된다. 같은 말을 반복하다 보면 일의 능률도 떨어진다. 환자 상태는 나빠지고 있고 어떤 결정을 해야 하는데, 가족이 통일된 의견을 내지 못하고 치료 방향에 대해 어떠한 결론도 내리지 못한 채 똑같은 설명만 반복해야 할 때 의사도 힘이 든다.

가족 중에 암환자가 있다면 다 같이 모여야 한다. 가족회의를 수시로 해야 한다. 비 온 뒤에 땅이 굳어지듯 어려운 시기를 함께 이겨 내야 가족간의 유대감도 돈독해진다. 자세한 내용은 『암, 나는 나 너는 너』 책의 「4장 보호자와 가족을 위한 이야기」 단원을 참고해 보자.

7) 질문은 최대한 구체적으로 하자

질문할 때는 최대한 구체적으로 물어봐야 한다. 두루뭉실하게 물어보면 대답하는 의사 입장에서도 환자가 무엇을 궁금해 하는지 파악하기 힘들고, 환자 입장에서는 의사가 아무리 성실하게 대답해 주어도 뜬구름 잡는 소리 같고 동문서답처럼 느껴진다. 의사와 환자 사이에 오해가 생기기도 한다.

"저희 아버지 상태가 많이 안 좋죠?"
"치료하면 좋아질까요?"
"항암 치료가 좋은가요?"

이런 질문들을 받으면 대답하기가 매우 난감하다. 마치 아래의 질문들과 같다.

"요즘 경제가 좀 어때요?"
"우리나라의 경기는 어떤가요?"
"부동산이 안 좋겠죠?"
"주식을 사면 오를까요?"
"결혼을 해야 할까요?"

경제전문가에게 요즘 경제가 어떠냐고 물어본다고 생각해 보자. 그가 뭐라고 대답할 수 있을까? 구체적으로 대답하기가 힘들어진다. 우문현답이라도 되면 좋은데 자칫 선문답이 되기 쉽다.

"항암 치료를 하면 좋아질까요?"

"글쎄요. 좋아질 것 같은데요."

언뜻 보면 평범해 보이는 이 대화만 해도 그렇다. 환자는 "항암 치료를 하면 병이 완전히 낫고, 완치되겠지요?"라는 의미로 물어본 것이고, 의사는 "항암 치료를 하면 완치할 수는 없어도 암 덩어리가 줄어들 확률이 60% 이상이니 그래도 좋아질 것입니다"라는 의미로 대답한 것이다. 항암 치료를 하면 좋아질 것이라는 기대는 같았지만 그 정도에 대해서는 전혀 달랐다.

처음서부터 둘이 항암 치료에 대해 생각하는 것은 동상이몽인 셈이었다. 한 명은 코끼리의 다리를 만지면서 코끼리는 넓적하다고 생각하고 있고, 한 명은 코끼리의 코를 만지면서 코끼리는 가늘고 길다고 생각하고 있다. 그러다가 치료에도 불구하고 병이 나빠지기라도 하면 둘 사이에는 불신이 깊어진다. 그러므로 질문을 할 때는 다음과 같이 최대한 구체적으로 물어보는 것이 좋다.

"항암 치료를 해야 할지 말아야 할지 고민되는데, 항암 치료를 할 경우와 하지 않을 경우의 장단점을 각각 설명해 주십시오."

"항암 치료를 받으면 많이 힘들다고 하는데, 가장 힘든 항암 치료 부작용은 무엇인가요. 그런 부작용은 열 명 중 몇 명에서나 생기는가요?"

"저희 아버지가 연세가 많아서 항암 치료를 견뎌 내실 수 있을지 걱정입니다. 다른 비슷한 연세의 환자분들은 이 항암 치료를 잘 견디시나요?"

"항암 치료로 최대한 기대할 수 있는 생명 연장 시간이 얼마나 된다고 보시나요? 앞으로 6개월은 버티실 수 있을 것으로 보시나요?"

이렇게 구체적으로 물어보면 대답하는 입장에서도 편하다. 환자가 무엇을 궁금해 하는지 정확히 할 수 있기 때문이다. 이렇게 자세하게 질문하려면 공부를 많이 해야 한다. 질문도 알아야 할 수 있는 법이다. 다시 한 번 이야기하지만 항암 치료를 할 때는 열심히 공부해야 한다. 그래야 질문도 할 수 있고, 대답도 정확히 이해할 수 있고, 무엇보다 환자분께 도움이 된다.

8) 핵심을 짚어서 이야기하자

앞에서 외래에서는 그간의 경과, 주관적인 증상을 미리 정리하고 준비해서 이야기해야 한다고 했다. 현재까지의 경과나 앞으로의 치료 방향 등 질문 사항을 나름대로 정리하고 명확하게 적어 와야 핵심을 짚어서 명확히 대화를 나눌 수 있다.

간혹 외래에 와서 중언부언하는데 도저히 무슨 말을 하는지 알아들을 수가 없는 경우가 있다.

"선생님, 제가 이번에 많이 힘들었어요."
"어디가 아프셨지요?"
"허리가 아프기도 했다가, 머리가 아프기도 했다가, 밥도 잘 못 먹겠고, 기분은 우울한데, 애들은 자꾸 산에 가서 운동하라고 하고, 병원비는 병원비대로 자꾸 축나는데, 이번에 집주인이 전세값을 올려 달라고 하니 저도 이제 어떻게 해야 할지 잘 모르겠어요.'

"허리 아픈 것이 뼈마디가 쑤시듯이 욱신거리듯이 아픈 건가요?"

"글쎄요, 허리도 좀 아팠다가 어떤 때는 안 아픈 것 같기도 하고…."

"허리가 아프긴 한 건가요?"

"생각해 보니 뭐 심하진 않은 것 같기도 하네요. 대전에서 서울까지 버스타고 오는데, 오래 앉아 있어서 그런 것 아닌가 싶고…."

"가장 힘드신 것 한 가지만 골라 보라면, 뭐가 가장 힘드세요?"

"글쎄요, 대전에서 서울까지 올라오는 것도 힘들고, 내가 왜 이렇게 살아야 하나 싶기도 하고. 아무래도 서울까지 오는 게 좀 부담이 돼요. 허리도 아프고…."

"허리 아플 때 드실 수 있는 진통제를 좀 드릴까요?"

"글쎄요, 이게 진통제로 잘 해결이 되려나 모르겠네요."

"그러면 허리에 대해 정밀검사를 좀 해 볼까요?"

"검사는 맨날 또 뭐 그렇게 자주 한대요? 아프지나 않았으면 좋겠는데…."

의사 입장에서는 환자의 허리 통증이 심해지고 혹시라도 뼈전이로 나빠진 것이 아닌가 싶어 통증의 양상을 물어보는 것인데, 환자가 계속 중언부언하면 외래 시간만 지연되고 서로에게 좋을 것이 별로 없다. 명확하게 물어볼수록 명확한 대답을 듣기 쉬워진다. 외래에서 기다리는 동안에 궁금한 것은 무엇인지, 의사에게 요청해야 할 것은 무엇인지 차분하게 메모지에 정리해 보는 것이 좋다. 핵심을 짚어 물어야 원하는 대답을 얻을 수 있다.

"선생님, 제가 이번에 많이 힘들었어요."
"어디가 불편하셨지요?"
"허리의 불편감이 있긴 있지만, 통증까지는 아니고 진통제 없이 견딜 만은 했어요. 문제는 허리보다도 대전에서 서울까지 왔다 갔다 하는 것이 힘듭니다. 차를 오래 타면 허리가 아파집니다. 경제적인 부담도 많이 됩니다. 그래서 말인데, 제가 병원을 대전 근처로 옮겼 으면 합니다."
"먼 거리를 통원 치료하려니 힘드시다는 말씀이시군요, 대전 근처 병원으로 옮기는 것도 나쁘지 않습니다. 필요하시면 제가 같은 치료 를 대전 근처에서 받으실 수 있도록 소견서 써 드리겠습니다. 혹시 라도 만일 허리 통증이 심해질 때를 대비해서 진통제도 하나 처방해 드릴 테니, 비상용으로 가지고 계시다가 혹시라도 아프면 드세요."

이렇게 핵심을 짚어 이야기하면 앞서 나왔던 대화보다 환자가 말 하고자 하는 요점이 명확히 전달되고, 원하는 바를 금방 얻을 수 있 게 된다. 이런 식으로 핵심을 전달하며 대화를 하면 환자가 더 많은 것을 얻게 된다. 무엇보다 환자에게 좋은 일이다.

9) 말의 의미를 정확히 이해하자

환자가 당연히 알 것이라 생각하면 의사가 미처 알려 주지 않은 채 그냥 넘어가기 쉽다. 그러다 보니 커뮤니케이션이 원활하게 이루어지지 않아 오해가 생기기 쉽다.

항암 치료의 종류에는 ① 완치되지는 않아도 생명 연장과 삶의 질 향상을 목적으로 하는 고식적 항암 치료, ② 수술 후 완전 박멸을 위한 보조 항암 치료, ③ 수술하기 전에 미리 암 덩어리를 줄이기 위한 선행 항암 치료, ④ 완치를 목적으로 하는 근치적 항암 치료, 이렇게 4가지가 있다. 각각의 항암 치료에 따라 치료 목적이 달라진다.

항암 치료를 시작할 때 담당 의사는 어떤 목적으로 어떤 항암 치료를 할지 계획을 세운다. 그런데 그것이 담당 의사에게는 매우 당연한 경우여서 '환자도 당연히 알고 있겠지' 하고 그냥 넘어가는 경우가 많다.

모든 의사는 치료 결과를 장담하지 못한다. 사람 일에는 100%라는 것이 없기 때문이다. 그렇기 때문에 치료를 시작하기 전에는 그 결과를 확률로 이해하는 수밖에 없다.

담당 의사가 "항암 치료를 하면 좋아질 것입니다. 항암 치료를 시작해 봅시다"라고 말했다고 하자. 이 말의 정확한 의미는 '항암 치료를 했을 때 좋아질 확률이 치료를 해도 나빠질 확률보다 높아 보이니 좋아질 것을 기대하고 치료해 봅시다'라는 의미이지, '항암 치료를 하면 100% 좋아지니 치료를 시작해 보자'라는 의미가 아닌 것이다. 게다가 항암 치료를 해서 좋아진다는 것 또한 완치인지, 생명 연장과 삶의 질 향상인지를 정확하게 이해해야 한다. 이를 제대로 이해하지 못하면 나중에 오해가 생길 수 있다.

다른 장기로 암이 전이된 4기 환자의 경우 항암 치료로 암을 완전히 뿌리 뽑기가 어렵다. 이 경우에는 완치를 목적으로 항암 치료를 하는 것이 아니라 생명 연장과 삶의 질 향상을 위해 항암 치료를 한다. 이때는 항암 치료를 하면서 경과를 물어볼 때 '좋다'는 말의 의미를 정확하게 이해해야 한다.

"항암 치료가 효과가 있나요?"라는 질문에 "CT를 보니 지난번에는 종양이 5cm였는데 이번에는 1cm네요. 많이 좋아졌어요. 이 항암 치료를 계속해 볼게요."라고 했다면 환자나 보호자는 항암 치료로 암 덩어리가 줄어들었으니 항암 치료를 계속하면 암이 완전히 없어질 거라 기대하게 된다. 5cm였던 것이 1cm로 줄어들었으니 이제 남은 1cm짜리가 없어지는 것은 시간 문제라고 생각하는 것이다. 하지만 완치를 목적으로 하지 않는 경우에는 항암제로 암 덩어리가 줄어든다고 해도 언젠가는 내성이 생기며 다시 커지게 마련이다. 내성이 생기며 다시 커지기 때문에, 암을 완전히 뿌리 뽑기가 어려운 것이고 완치를 목적으로 하지 않는 것이다. 암이 줄어들고 좋아졌다고 해서 완치에 대한 꿈에 부풀었다가 나중에 나빠져 실망하는 경우가 그래서 생기는 것이다. 얼마 전까지만 해도 의사가 좋다고 하더니, 이제 와서 갑자기 나쁘다고 안 좋은 이야기를 한다며 이럴 수가 있냐며 의사를 원망하는 경우도 그래서 생긴다.

그러므로 의사와 대화를 나눌 때는 그 의미를 정확히 이해해야 하고, 잘 모를 때는 지레짐작하지 말고 의사에게 물어봐야 한다. 잘 이해가 안 될 때에는 질문을 해야 한다.

"선생님께서 하신 말씀을 잘 이해하지 못했습니다. 미안하지만 다시 한번 설명해 주시겠습니까?"

"완치가 안 된다는 이야기를 이해하지 못하겠습니다. 치료 목적이 완치가 아니라면 현재 치료 목적은 무엇입니까?"

"선생님 말씀은 암이 줄어들지 않았는데, 항암 치료가 효과가 있다는 말씀인가요?"

"이제 항암 치료를 쉬자는 말씀이신가요? 저희는 치료를 더 받는 것으로 생각했는데, 왜 항암 치료를 쉬는 것인가요?"

"앞으로 암이 어떻게 자라날지 모르므로 한 달에 한 번씩 경과를 지켜봐야 한다는 말씀인가요?"

물어보는 것은 부끄러운 일이 아니다. 그리고 무엇을 이해하지 못했는지 구체적으로 질문해야 한다. 질문을 하기 위해서는 무엇을 이해했고, 무엇을 이해하지 못했는지 알아야 하는데, 이를 위해서는 사전지식이 어느 정도 있어야 한다. 그래서 암에 걸리면 책이나 인터넷으로 어느 정도 공부를 하고 일반적인 사전지식을 갖추어야 한다. 그래야 의사와 대화가 수월해지고 치료 과정이 이해가 간다.

의사가 설명을 해 줄 때에는 수첩이나 메모장에 메모를 하는 것이 좋다. 그래야 이해하기 쉽고 기억에 남는다. 거듭 강조하지만, 물어보기 위해서는 공부를 정말 많이 해야 한다.

10) 의사와 함께 치료 계획 세우기

의사가 환자에게 치료법을 정하라고 할 때도 있다. 환자의 치료법을 결정하는 사람은 일반적으로는 의사이다. 어떤 치료를 하는 데 있어 명백하게 그 유용성이 입증된 경우, 의사는 환자에게 그 치료를 권유한다. 이미 교과서적으로 치료법이 확립되어 있고, 중요한 치료라면 환자가 치료를 거부하더라도 환자를 설득하여 결국엔 치료를 받게 한다.

한 예로, 폐결핵에 걸렸다면 결핵약을 먹어야 한다. 결핵은 치료하면 완치될 수 있고, 치료를 안 하면 계속 나빠진다. 이 경우 선택의 여지는 없다. 결핵 치료를 해야 한다. 하지만 보는 관점에 따라 치료 효과가 애매한 경우 혹은 치료의 득실을 받아들이는 환자의 생각이 중요한 경우에는 의사가 단독으로 결정하지 않는다. 교과서적으로 정답이 없는 문제일 경우가 그러한 경우이다.

이런 경우 의사는 치료 방침을 의사 혼자 정하지 않고 환자와 상의하여 정한다. 예를 들어 좋아질 확률이 15% 정도 되는 신약을 사용할지 말지 정해야 할 경우를 생각해 보자. 15%의 가능성을 받아들이는 환자의 생각은 환자마다 다르다. 15%나 가능성이 있다면서 적극적으로 치료를 원하는 환자도 있는 반면, 좋아질 가능성이 15%뿐인데 굳이 그 힘든 치료를 받아야 하냐며 원치 않는 환자도 있다. 각자의 가치관에 따라 치료 여부가 달라질 수 있다는 것이다. 이럴 때는 환자와 보호자도 함께 의사 결정에 참여하게 된다.

이때 의사는 의학적인 사실과 치료의 장단점을 설명해 주고, 환자와 가족은 이를 토대로 가치관과 선호도, 경제적 상황 등을 종합적으로 고려하여 결정을 내린다. 이를 '의사와 환자의 공유된 의사 결정'이라고 하여 영어로 'shared decision making'이라고 한다. 즉, 의사가 의학적인 판단을 내리고 일방적으로 치료 방침을 결정하여 환자에게 통보하는 것이 아니라 의사와 환자가 함께 치료 방향을 정해 나가는 것이다.

여태까지는 의사가 시키는 대로 치료를 받아 왔던 환자분들도 어느 시점이 되어서 의사가 A 치료와 B 치료 둘 중에서 선택하라고 하면 당황하기 쉽다. 이런 방식으로 결정을 내리는 문제들은 주로 정답이 없고 가치 판단이 개입되는 문제들이다. 예를 들어 아래와 같은 것들이다.

— 효과가 15% 정도인 항암 치료를 더 할 것인가 말 것인가.
— 임종 직전 중환자실에 갈 것인가 말 것인가.
— 신약이 있는데 써 볼 것인가 말 것인가.
— A 수술법과 B 수술법이 있는데, 수술 효과는 비슷하지만 A 수술법은 보험이 안 되는 대신 상처를 조금만 째고 한다. 어떤 수술법을 택할 것인가.
— A항암제와 B항암제가 있는데, 두 가지 약을 결국에는 다 쓰게 된다. A를 먼저 쓰나 B를 먼저 쓰나 전체 생존 기간은 같다. 그런데 A약은 힘든 약이고 B약은 부작용 없는 편한 약이다. A를 먼저 쓰고 B를 나중에 쓸지, 아니면 B를 먼저 쓰고 A를 나중에 쓸 것인가.

이처럼 정답이 없는 문제에 대해서는 환자가 의사에게 물어보는 것이 아니라 의사가 환자에게 물어본다. 이때 가장 중요한 것은 정확한 의학 정보와 생각할 시간, 그리고 충분한 대화이다. 환자도 의사의 말뜻을 이해해야 하고, 의사도 환자의 상황을 충분히 이해해야 한다. 이런 경우 환자는 의사에게 적극적으로 본인의 선호도와 의향을 밝혀야 한다. 의사가 시키는 대로 하는 것만이 미덕이 아닐 때도 있다.

환자와 함께 shared decision making을 하다 보면, 환자가 아무런 결정을 내리지 못하는 때도 많다. 의학 정보를 정확히 이해하기 어려워서 그럴 수도 있지만, 본인의 가치관과 철학을 명확하지 않아서 그런 경우가 더 많다. 효과가 15%밖에 없는데 힘든 항암 치료를 더 해 볼 것인가 말 것인가. 이런 문제들은 평소 내 생명에 대해 내가 어떤 가치관을 가지고 있느냐에 의해 결정되어야 한다. 가치관이 뚜렷하면 금방 결정이 난다. 나는 힘들더라도 조금이라도 내가 살아 있는 시간을 길게 하기 위해 15%밖에 안 되는 항암 치료를 받겠다. 혹은 나빠질 가능성이 85%나 되는데, 힘들게 삶의 질을 떨어뜨려 가면서까지 무리수를 써서 항암 치료를 받고 싶지 않다. 이런 결정은 본인의 가치관이 뚜렷해야 내릴 수 있다. 그런데 생명이 더 늘어나는 대신 삶의 질이 떨어지는 문제에 대해서 어떻게 생각하는지 가치관이 뚜렷한 사람은 많지 않다. 무엇보다도 나 스스로의 인생관과 철학이 명확해야 한다. 그래야 모두가 편하고 행복하다.

7. 지방 환자, 병원을 옮길 때

    암 치료를 전문으로 하는 대형 병원은 수도권에 집중되어 있기 때문에 지방에 있는 환자들은 병원을 찾아 서울로 올라오는 경우가 많다. 하지만 멀리서 병을 치료하려고 올라와도 지방 환자라는 이유로 이중 삼중고를 겪는 경우도 있다. 처음 암을 진단 받았을 때에는 무조건 큰 병원에 가야 한다고 생각하지만, 투병 생활이 길어지면 병원까지의 거리와 교통비도 무시 못하게 되고, 먼 거리를 왕복하는 데 체력적으로 지치기도 한다.

1) 지방 환자의 비애

"오늘 어떻게 안 될까요?"
"오늘은 도저히 어려울 것 같고, 내일 아침에 다시 오세요."
"저희가 집이 지방이어서 오늘 주사 맞고 갔으면 좋겠는데요."

"지금이 3시인데, 항암약 조제하고 오는 데 1시간 걸리고, 항암 주사가 3시간 동안 맞는 약이에요. 주사를 다 맞으려면 나면 7시 넘어서야 끝나거든요. 그런데 주사실이 6시면 문을 닫아요. 오늘은 도저히 주사를 맞을 수가 없겠습니다. 죄송하지만 내일 다시 오세요."

사정은 이러했다. 환자는 새벽 일찍 일어나서 KTX를 타고 서울에 왔다. 시간 맞추어 오전에 와서 혈액검사를 하고 오후에 예약된 외래를 기다렸다. 외래가 지연되어서 예정된 진료 시간보다 한 시간 더 지나 외래를 보았고 담당 교수를 만났다. 검사 결과에 특별한 문제가 없어서, 항암주사를 맞기로 결정을 했고, 진료가 끝나고 오후에 주사실로 올라갔는데, 오늘은 주사를 맞기 힘드니 내일 다시 오라는 이야기를 들었다. 허무한 일이다. 환자가 잘못한 일은 아무것도 없다. 외래가 지연되었던 것이 문제라면 문제였다. 오늘 주사를 다 맞고 갈수 있을 것으로 생각해서 저녁 기차표도 다 예약해 두었는데, 기차표도 취소하고 다시 예약해야 할 뿐더러, 뜻하지 않게 서울에서 하루 자고 가야 하게 생겼다.

외래를 보다 보면 이런 일도 흔히 접한다.

"오늘 백혈구 수치가 안 좋아서 항암 치료는 어렵겠네요. 다음 주에 다시 오세요."
"제가 집이 지방인데, 오늘 어떻게 안 될까요?"

외래를 보다 보면 이런 하소연을 많이 받는다. 서울 분들이면 그냥 다음주에 다시 오면 되는데, 지방 환자분들 입장에서 다음주에 다시 오려면 기차표를 다시 예매해야 하고 숙소도 다시 정해야 하고, 같이 따라오는 자식들 회사에 다시 이야기해야 하고, 복잡한 일이 한두 가지가 아니다. 전날 와서 검사하고 다음 날 결과 확인하러 외래에 오는 일 자체가 쉬운 일이 아니다.

그러다 보니, 집이 지방임을 감안해서 편의를 봐 달라는 요청을 자주 받게 된다. 하지만 이는 그리 간단한 문제가 아니다. 우선 의학적으로 불가능한 사항은 편의를 봐줄 문제가 아니다. 협상의 대상이 아니다. 가령 백혈구 수치가 아직 회복이 안 된 상태에서는 항암 치료를 할 수가 없다. 회복되고 난 다음에 해야 하는 것이 원칙이기 때문에, 다음에 다시 와야만 한다. 이런 의학적 사항은 타협의 대상이 아니다.

설령 타협의 대상이 아닌 편의를 봐줄 수 있는 소소한 사항이라고 하더라도, 누구는 해 주고 누구는 안 해 주면 다른 환자분들로부터 원망을 많이 받는다. 현실적으로 수도권 대형 병원 환자의 절반 정도가 지방 환자이기 때문이다. 의료진으로서는 모든 환자를 일관성 있게 대해야 하는 어려움이 있다. 이래저래 지방 환자분들이 먼 거리를 왕복하며 암 치료를 받는 것이 쉬운 일은 아니다.

2) 준비해 두자, 비상용 소견서

제주도에 사는 A씨는 얼마 전에 큰일을 당할 뻔했다. A씨는 위암 진단을 받고 서울의 큰 대학병원에서 항암 치료 중이었다. 일주일 전, 항암 치료를 받고 별다른 일 없이 집에 있는데, 저녁부터 몸이 으슬으슬 춥더니 밤이 되자 열이 나기 시작한 것이다.

참기가 힘들어 인근 병원 응급실에 갔지더 응급실 담당 의사가 상태가 좋지 않으니 바로 입원을 하라고 했다. 혈액검사 결과를 보니 백혈구 수치가 많이 떨어져 있고, 혈압까지 떨어져서 패혈증이라는 것이었다. 그러면서 의사는 어느 병원에서 치료를 받았냐, 무슨 항암제를 썼냐, 백혈구 촉진 주사를 맞았냐, 전에도 소변에서 균이 나온다는 이야기를 들었었냐 등을 묻는 것이었다. 하지만 환자나 보호자로서는 전혀 대답할 수가 없었다.

이전의 의무기록을 바탕으로 치료 계획을 세워야 하는데, 서울에서 어떤 치료를 어떻게 받았는지 알 수가 없으니 응급실 담당 의사도 답답하고, 환자도 답답하기만 했다. 깊은 밤이라 비행기가 없어 서울까지 갈 수도 없는 상황이었다. 급한 대로 인근 병원 중환자실에 입원하여 항생제 치료를 하면서 상태가 호전되어 위기는 면했지만 A씨는 그날 일을 떠올리면 지금도 아찔하다.

그 뒤로 A씨는 다음 항암 치료를 받을 때는 제주도로 내려오지 않고, 서울에 여관을 잡아 놓고 지내겠다고 다짐했다. 아예 서울에 머물면서 며칠간 몸 상태를 보려는 것이었다.

이런 일은 지방에 사는 환자라면 흔히 경험하게 되는 일이다. 처음 암을 진단 받으면 큰 병원에서 치료 받아야 할 것 같고, 그래서 유명하다는 서울의 큰 병원을 찾게 된다. 그러다가도 항암 치료 중 급한 일이 생기면 큰 병원까지 오지 못하고 가까운 병원 응급실을 찾게 된다. 이때 지역 근처의 병원에서도 난감한 것은 마찬가지이다. 큰 병원에서 무슨 병으로 언제 어떤 치료를 어떻게 받았는지 알 수가 없기 때문이다. 어떤 치료를 받았는지 알기 어려워 응급조치에 애를 먹는 경우가 생긴다. 결국 다니던 큰 병원으로 가라고 하여 응급조치도 제대로 받지 못하고 앰뷸런스를 타고 몇 시간을 달려 다시 서울로 올라오는 일이 생긴다. 그렇게 몇 시간 걸려 서울의 큰 병원 응급실로 와도 응급실 자리가 없다는 이유로 다른 병원으로 가라는 이야기를 듣기도 한다. 그러므로 지방 환자의 경우 급한 일이 생겼을 때 근처 병원 응급실에 가서 응급조치를 받을 수 있도록 큰 병원에서 치료 받은 내용에 대한 간단한 소견서나 의무기록을 하나쯤은 비상용으로 가지고 있는 것이 좋다. 그래야 위급한 상황에 처했을 때 쉽게 조치를 취할 수 있다.

3) 병원을 옮길 때 고려할 점

"선생님, 제 집이 지방인데, 이제는 왔다 갔다 하는 것이 너무 힘들어지네요."

"그러시지요. 치료가 한두 번으로 끝나는 치료도 아니고, 계속 치료를 받아야 하는 장기전인데 많이 힘드시겠어요."

"병원을 옮기는 문제에 대해서는 어떻게 생각하세요? 애들은 계속 서울 올라가서 치료 받으라고 하는데, 저는 너무 힘들어서요."

항암 치료를 할 때마다 서울까지 왔다 갔다 해야 하는 것도 지방 환자들에겐 어려운 문제이다. 다행히 KTX가 있고 고속버스가 있어 예전에 비해 많이 편해지긴 했지만 진료가 오전에 예약된 날은 새벽 일찍 일어나서 출발해야 겨우 외래 시간에 맞출 수 있다. 그나마 서울에 친척집이라도 있는 환자는 진료 전날 올라와 하룻밤을 자고 진료에 임할 수 있지만 연고가 없는 환자는 병원 근처에 숙소를 잡고 그곳에서 묵기도 한다. 친척집도 한두 번은 신세질 수 있어도, 치료가 몇 달씩 길어지면 눈치가 보이기 마련이다. 여관이나 호텔도 자주 이용하다 보면 비용이 만만치 않다. 처음 한두 번은 보호자가 회사에 휴가를 내고 함께 오기도 하지만 투병 생활이 길어지면 언제까지 계속할 수 없는 형편이라 힘들다. 그러다 상황이 여의치 않아지면 집 근처 병원으로 옮길까 하는 생각도 하게 된다. 게다가 딱히 차도가 없고, 담당 의사도 희망적인 이야기를 해 주지 않을 경우 병원을 옮기는 문제를 더욱 심각하게 고려하게 된다. 앞서 설명했듯이, 집에서 먼 큰 병원과 집 근처의 가까운 병원은 각기 장단점이 있다.

이러한 장단점이 절대적인 것은 아니다. 그러므로 병원을 옮기고 싶다면 각각의 장단점을 고려하여 선택해야 한다. 장단점을 고려하여 어떤 것이 더 유리한지를 환자 스스로 결정해야 하는 것이다. 담당 의사와도 상의하고, 가족과도 충분히 상의하여 결정하는 것이 바람직하다.

지방이라도 대학병원급에서는 웬만한 암 치료가 가능하다. 만일 지방에 특수한 치료기계가 없거나 안 되는 치료가 있으면 서울의 큰 병원으로 가라고 권한다. 하지만 우리나라에서는 이상하게도 지역 병원에 대한 불신이 크다. 똑같은 감기약인데, 서울대병원에서 받은 약이 잘 듣는다고 이야기한다. 똑같은 병으로 사망하더라도 지역 병원에서 사망하면 지역병원에서 실력 없어서 사람 잡았다고 하고, 수도권 대형 병원에서 사망하면 오죽 병이 위중했으면 돌아가셨겠냐고 그래도 큰 병원이니까 이 정도라도 치료 받았다고 한다. 결국은 신뢰의 문제가 아닐까 싶다.

경험과 장비가 중요한 경우, 다학제적 치료가 중요한 경우, 임상시험이 필요한 경우에는 서울의 큰 병원에 오는 것이 낫다. 하지만 이미 표준화된 치료, 똑같은 항암제를 받는 경우라면 굳이 똑같은 치료를 받으러 불편함을 감수하고 먼 길을 와야 하는지 모르겠다.

여러 고민 끝에 병원을 옮기기로 결정을 했다면, 병원을 옮길 때에도 요령이 있다.

① 항암 치료 도중에는 가급적 옮기지 않는 것이 좋다. 항암 휴약기나 치료가 바뀌는 시점에서 옮기는 것이 좋다.

② 병원을 옮길 때는 소견서와 의무 기록, CT 사진 등 최대한 많은 자료를 확보해야 한다 이 가운데 가장 중요한 자료는 치료요약지와 병리조직검사 결과지이다. 흔히들 혈액검사 결과만 잔뜩 복사해 가는데, 혈액검사 결과보다는 어떤 치료를 어떻게 받았는지 그 결과는 어떠했는지 등이 적혀 있는 기록이 훨씬 중요하다. 혈액검사 결과지만 두툼하게 복사해 들고 가 봐야 의사들이 보지도 않고, 오히려 중요한 기록들을 찾기가 어려워져 난감하다. 병리조직검사결과지, 수술기록지, 치료요약지, 외래경과기록지, 항암 치료 요약지, 퇴원요약지 등이 필요하다. CT는 최근 영상 위주로 복사해 가야 한다.

③ 철새처럼 이 병원 저 병원, 너무 많은 병원을 떠돌아 다니는 것

도 좋지 않다. 의료진 입장에서는 이런 환자들을 보면 내 환자
가 된다기보다, 어차피 다른 병원으로 갈 환자라는 인상을 받
게 된다.

④ 병원을 옮기더라도 나쁜 인상을 남기고 가지는 말아야 한다.
경우에 따라서는 다시 와야 할 일이 생길 수도 있다. 의무 기록
이나 CT를 복사하러 오거나 상태가 나빠져서 다시 와야 할 수
도 있다. 그러므로 가능하면 좋은 인상을 남기고 떠나는 것이
좋다.

8. 기타 병원 생활

1) 진단서/소견서 제대로 요청하기

"선생님, 진단서 한 통만 써 주세요."

"어디다가 내실 건가요?"

"동사무소에 내려고 하는데요."

"소견서가 아니고 진단서지요?"

"소견서랑 진단서가 다른 건가요?"

암을 진단 받고 투병 생활을 하다 보면 진단서나 소견서를 내야 할 일이 생기게 된다. 보험회사에서 요구하는 경우도 있고, 휴직을 위해 회사에 내야 하는 경우도 있고, 여러 필요에 의해 진단서나 소견서를 가져가야 할 일이 생긴다. 이런 때에는 필요한 서류가 무엇이고 정확히 알아보고 와서 담당 의사에게 신청을 해야 한다. 그래야 두번 걸음을 안 하게 되고, 진단서/소견서를 발급해 가는 소기의 목적을 이루게 된다.

소견서나 진단서가 필요할 때에는 아래의 사항을 정확히 알아보고 나서 요청해야 한다 .

— 요청하는 서류가 무엇인지
— 들어가야 하는 내용이 무엇인지
— 몇 통 필요한지
— 의무기록이나 병리조직검사지, 입원사실확인서처럼 추가적으로 필요한 서류는 없는지

필요한 사항을 메모지에 적어 와 담당 선생님께 보여드리면 본인도 잊어버리지 않아서 좋고, 진단서나 소견서를 작성해야 하는 의사 입장에서도 편하다. 일반적으로 암보험을 들어 놓았는데, 암 진단 후 보험회사에 청구용으로 내는 경우에는 C코드(C코드가 암 진단코드이다)를 포함하는 진단명 적힌 진단서와 병리조직검사지가 필요하다. 군 면제를 받기 위한 병사용 진단서는 발급 절차가 더 까다롭다.

"회사에 제출할 소견서가 두 통 필요하시다고요?"
"소견서에 무슨 내용이 들어가야 하나요?"
"복직을 해도 괜찮다는 내용이 필요합니다."

진단서에는 대부분 ○○암을 진단 받았다는 진단명만 제대로 들어가면 되는데, 소견서의 경우에는 현재의 의학적 상황에 대한 의사의 소견이 포함되어야 하는 경우가 생긴다. 가령, 수술과 보조항암

화학요법을 마치고 복직을 준비하고 있는 사람의 경우라면, "예정된 암 치료가 다 끝났고, 현재 암의 재발 증거가 없는 상태이며, 일상생활 및 근로가 가능하다"라는 내용이 있어야 복직이 수월해질 것이다. 반면, 휴직을 목적으로 소견서가 필요한데 "일상생활 및 근로에 문제 없다"라는 내용이 들어가면 곤란할 것이다.

대부분의 담당 의사들은 환자를 도와주려는 마음이기 때문에, 의학적으로 크게 문제만 안 된다면 환자분들에게 도움이 되는 방향으로 소견서 내용을 써 주곤 한다. 하지만 일부 환자분들은 의학적 상황과 무관하게 무리한 내용을 요구하는 경우가 있다. 보조항암화학요법을 다 끝내서 일상생활 및 근로가 가능한데도, 근로가 어렵다고 써 달라고 한다든가, 지속적인 항암 치료가 필요한데도, 항암 치료가 끝났다는 내용으로 써 달라든가 하는 경우가 그렇다. 장애인이 아닌데도 장애인 등록을 해 달라고 요청하는 경우도 무척 많다.

진단서나 소견서를 요청할 때에는 의사의 의학적 소견에 반대되는 내용을 요구해서는 안 된다. 진단서나 소견서는 의학적 사실에 근거해서 써야 하는 법적 문서이기 때문이다. 의사들이 민감한 부분 중 하나가 허위진단서이다. 허위진단서는 의사면허 정지 사유가 된다. 간혹 자신의 주장을 관철시키기 위해, 원하는 내용을 써 달라고 고성을 지르고 폭언하는 사람도 있다. 하지만 진단서는 의학적 판단의 문제이지 협상의 대상이 아니다. 무리한 요구를 하다가 의사와 관계가 깨지면 결국 환자만 손해이다.

2) 동네 주치의를 만들어 두자

"선생님, 저 혈압이 높다던데, 혈압약을 여기서 처방 받으면 안 되나요?"

"종양내과에서는 혈압약 처방이 어렵거든요. 제가 순환기내과 예약을 해 드릴까요? 아마 가장 빠른 예약이 몇 주 뒤가 될 거예요."

"오늘 순환기내과 진료 보고 혈압약 처방이 안 될까요?"

"차라리 그냥 동네 의원 가서 혈압약을 처방 받으세요."

"그렇게 해도 되나요?"

대형 병원으로의 환자 쏠림 현상이 점점 심각해지다 보니, 대형 병원에서는 입원이 점점 힘들어지고, 중요한 암 치료만 하기도 버거운 경우가 생긴다. 암 치료 도중에도 암과는 별개로 소소한 문제가 생길 수 있는데, 이에 대한 대처가 쉽지 않아진다. 가령 감기가 걸린다든가, 암과는 별개로 혈당이 너무 오르거나, 식사를 통 못해서 간단한 영양주사를 맞아야 한다든가 하는 일이 그러하다. 감기에 걸린다고 다니던 대형 병원에 가기도 쉽지 않다. 게다가 암환자들이 고령화되면서 다른 질환을 함께 가지고 있는 경우가 점점 늘어나고 있다. 암환자도 암과는 별개로 고혈압이나 당뇨, 녹내장, 백내장, 치질, 충치 등 다양한 문제를 안고 살아간다.

이런 문제들을 암 진료 담당 선생님께 이야기하면, 여기저기 다른 과에 협진의뢰서(컨설트)를 내게 된다. 혈압은 심장내과, 당뇨는 내분비내과, 치질은 대장항문외과 이런 식이다. 대형 병원은 진료과가 세분화, 전문화되어 있어서, 자신의 전문 분야가 아닌 질환에 대해서는 다른 과에 협진의뢰서를 내게 되어 있다. 대형 병원에 있는 이런 진료과들은 외래 예약도 어렵고, 가능하면 같은 날에 외래 진료가 맞추어지지도 않는다. 환자는 항암 치료 때문에 2~3주에 한 번은 병원에 오는 것 외에도 다른 질환에 대해서도 진료를 받으러 여러 번 방문해야 하고, 각 과의 검사 스케줄이 겹치면 병원 와야 하는 날도 혼동된다. 집이 병원과 먼 경우에는 병원에 자주 오는 것 자체가 힘들어진다.

이런 경우 간단한 치료는 근처 병원에서 받아도 된다. 집 근처 작은 병원이나 의원에 개인 주치의를 만들어 놓고, 두 병원에 양다리 걸치는 것이다. 개인 주치의를 만들어 놓으면 여러 모로 편리하다. 항암 치료 후에 너무 기운이 없으면 근처 병원이나 동네의원에서 수액 치료를 받을 수 있다. 열이 나는데, 다니던 큰 병원에 가야 할 심각한 상황인지 단순 감기인지 판단이 안 설 때에도 동네의원 주치의에게 상담 받을 수 있다. 오랜 기간 봐 오던 동네 주치의라면 대형 병원 의사보다도 환자를 인간적으로 잘 챙겨 줄 수 있다. 나의 상태를 잘 이해하고 챙겨 주는 동네 주치의가 있다는 것은 심리적으로도 도움이 된다.

이런 경우 동네 주치의 입장에서 가장 부담되는 것은 책임 소재이다. 간혹 감기인 것 같아서 기침약 처방을 받으러 동네 의원에 갔는데, 폐암 환자라고 이야기하니 암환자는 진료는 무조건 안 한다며, 다니던 큰 병원 가라고 퇴짜 맞았다는 경우도 있다. 환자에 대해 잘 알지 못하는 동네 의원 입장에서는 소견서도 없이 처음 온 환자가 기침을 하는데, 폐암 때문에 기침을 하는 건지 감기 때문에 기침을 하는 건지 알기 힘들다. 혹시라도 책임 문제 소지가 발생하거나 의료 분쟁이 생기면 뒷감당도 어렵다. 동네 의원 입장에서는 동네 의원에서 다룰 수 있는 경증 질환이 아니라고 판단한 것이지만, 환자 입장에서는 퇴짜 맞았다고 느끼는 것이다.

그래서 동네 주치의를 만들어 놓을 때에는 평소에 잘 알고 있고, 자주 이용했던 병원이나 의원이 좋다. 현재의 암 상황과 받고 있는 치료에 대한 자세한 소견서를 가지고 가야 함은 물론이다. 동네 주치의 선생님과 신뢰 관계가 형성되면, 동네 주치의한테 받을 수 있는 간단한 치료의 수준과 다니던 큰 병원에서 받아야 하는 전문적인 치료의 수준을 서로 조정할 수 있게 된다. 3분 진료에 내몰려서 기계적으로 진료하는 큰 병원 의사들에서 느끼지 못한 인간적인 관계도 형성할 수 있다. 만일 동네 주치의가 보기에 이상한 소견이 있으면, 큰 병원 담당 선생님한테 소견서를 써 줄 수도 있다. 큰 병원 담당 선생님에게 당뇨 조절, 혈압 조절 등은 다니던 동네 주치의 선생님한테 받는다고 이야기하고 필요 시 소견서를 받아서 보여 드리면 된다. 그러면 동네 주치의와 큰 병원 담당 선생님이 서로 역할을 나누어 진료를 하게 되는 것이다. 우리나라 의료 현실에서는 병원을 양다리 걸치고 동네 주치의를 정해 놓으면 여러 장점이 있다.

3) 병원에서 억울한 일을 당했을 때

병원은 기본적으로 서비스업이기 때문에, 병원에서 일하는 모두가 친절 마인드를 갖추고 환자를 대하면 좋겠지만, 현실은 그렇지 못한 경우가 많다. 병원은 기본적으로 노동 집약적 서비스 산업이어서 많은 인력이 투입되어야 하지만 우리나라에서는 구조적으로 의료수가가 원가에 미치지 못하는 저수가低酬價여서 인건비를 충당할 수 없는 구조이다. 병원들은 진료비의 적자를 각자 알아서 상급 병실료, 주차장, 장례식장 수입, 비급여 진료로 메꾸고 있다. 그러다 보니 적은 인건비로 인력을 쥐어 짜야 겨우 적자를 면하는 구조이다. 인건비가 없다 보니 병원에서 일하는 거의 모든 직종의 사람들은 만성적인 격무와 초과 근무에 시달리고 있다. 저녁이 있는 삶이란 병원 근무자에게는 남의 일이다. 오직 야근만 있을 뿐이다.

간호사들은 3교대 근무가 너무나 힘들고 이에 따른 적절한 보상도 없기 때문에, 점차 환자 보는 일을 안 하려 하고, 환자 보는 일은 경험이 없는 신규 간호사로 채워지고 있다. 경험 없는 신규 간호사가 실수할까 봐 엄격하게 교육하는 과정에서 '태움'이라는 악습이 생겨나기도 했다. 간호사들은 힘드니까 자꾸 그만두고, 병원은 간호사 구인난에 시달리게 되고, 환자를 제대로 돌볼 수 있는 간호사는 점점 줄어들고 있다. 모두가 다 알고 있는, 수십 년 된 사회적 문제이다. 이로 인한 불편은 고스란히 환자의 몫이지만, 비용을 더 지불하는 것은 모두가 싫어하는 듯하고, 진정성을 가지고 제도를 해결하려는 사람은 없는 듯하다. 병원에서 당하는 불합리한 일의 상당 부분은 잘못된 시스템 때문이지만, 대한민국 사회는 시스템의 문제를 사람 탓으로 돌리는 문화가 강하다.

원인이 무엇이든, 병원에서 의료진에게 불편함을 겪거나 억울한 일을 당하는 일이 생길 수 있다. 병원 서비스가 불만일 수도 있다. 정말 이상한 의료진도 있을 수 있다. 이런 경우 억울함을 호소하기 위해 폭언이나 폭력을 쓰는 경우가 많은데 바람직하지 못하다. 아무리 억울하더라도 폭언이나 폭력을 행사하면 본인에게 불리하게 작용한다. 폭언과 폭력은 누구에게나, 어떠한 경우에서나 좋지 않으며, 문제 해결 방안이 아니다. 병원 서비스가 불만이면 고객상담실에 정식으로 민원을 제기하는 편이 낫다. 대부분의 대형 병원은 고객상담실이나 민원실을 운영하고 있어서, 이곳에 일차적으로 상담을 하면 상황에 따라 어느 정도 조치를 받을 수 있다.

반대로 병원 서비스가 만족스럽거나 정말 고마운 사람들이 있다면 병원 홈페이지의 '칭찬합니다 게시판'에 글을 올려 주는 것도 좋다. 대부분의 병원은 칭찬 메시지를 해당 직원에게 전달한다. 부정청탁방지법(일명 김영란 법) 때문에 선물이나 금품은 받을 수가 없지만, 고맙다는 말 혹은 수고가 많다는 말 한마디가 해당 직원에게는 큰 힘이 된다.

병원 생활을 하려면 병원에 어떤 사람들이 있고, 어떤 시스템으로 병원이 운영되는지에 대해 조금은 알고 있어야 병원 생활을 하기가 편해진다. 그래야 환자가 더 편안해지고 내가 의료 서비스를 더 잘 받을 수 있게 된다. 내가 원하는 것을 더 잘 얻어 낼 수 있게 된다.

〈1장〉1등 병원 생활 노하우

핵심 정리

1. 암 치료를 받을 때는 암 전문의를 찾아가야 한다.

2. 주치의를 고를 때는 나름대로의 판단 기준이 있어야 한다.

3. 전문화, 분업화된 현대 의료에서 명의보다는 좋은 진료팀을 찾아가는 것이 좋다.

4. 의사와 환자 사이에 신뢰 관계가 중요하다.

5. 외래에 올 때는 이야기할 내용이나 질문할 목록을 적어 가지고 오는 것이 좋다.

6. 수첩에 적거나 일기 등으로 메모하는 습관을 가지는 것이 좋다. .

7. 담당 의사에게 설명을 들을 때는 가족이 모두 모여 함께 듣는 것이 좋다.

8. 질문을 할 때는 최대한 구체적으로 물어보고, 그 의미를 정확하게 이해해야 한다.

9. 지방 환자는 급한 일이 생겼을 때 근처 병원 응급실에 가서 응급 조처를 받을 수 있도록 소견서나 의무기록 하나 정도는 가지고 있는 것이 좋다.

10. 병원을 옮기고 싶다면 큰 병원과 집 근처 작은 병원의 장단점을 고려하여 환자 스스로 결정해야 한다.

2

진료비에
대하여

이번 장에서는 의료보험과 의료비에 관해 알아보자. 암으로 투병 생활을 하다 보면
생각보다 많은 비용이 든다. '의료보험으로 되겠지'라고 믿고 있다가, 막상 진료비
명세서를 받으면 막막해지곤 한다. 게다가 담당 의사가 보험이 적용되지 않더라도
다른 약을 써 보자고 하면 더욱 난감하다. 이번 장에서는 보험과 진료비의 문제점
은 무엇이고, 어떻게 이해하고 대처해야 할지 알아보자.

1. 돈 없는 고통

1) 생각보다 병원비가 비싸네요

"선생님, 열심히 치료 받아 보겠습니다."

환자가 되면 일시적이나마 사회적 책무에서 벗어날 수 있는 권리도 주어진다. 학생이 아프면 학교에 결석해도 되고, 회사원이라면 병가를 낼 수 있고, 가정주부라면 집안일에서 벗어날 수 있다. 하지만 환자에게 권리만 있는 것은 아니다. 환자는 병에서 빨리 나을 수 있도록 노력해야 하는 의무도 가지고 있다. 대부분의 암환자들이 열심히 치료 받고 싶어 하고, 열심히 치료 받겠다는 의지를 표현한다. 대부분 암에 처음 걸려 본 것이고, 살면서 겪어 본 건강상의 가장 큰 위기이다. 큰 위기를 맞이하여, 이를 극복하고자 이렇게 강하게 의지를 표시해 본 적도 살아오면서 별로 없을 것이다.

그런데 "그 치료를 받는 데 돈이 얼마나 드나요?"라고 물어보는 사람은 의외로 많지 않다. 병원 치료비가 없는 것은 아니라는 자존심 때문인지, 보험으로 해결될 것이라는 믿음 때문인지, 신성한 병원에서 돈을 논해서야 되겠냐는 생각 때문인지 의사 앞에서 대놓고 치료비에 관한 질문을 하는 사람은 많지 않다. 돈을 점잖치 못한 것으로 여기는 유교적 전통 때문인지도 모르겠다. 돈 이야기를 꺼내면 담당 의사가 혹시라도 자신을 무시하거나 이상하게 볼까 봐 걱정되는 부분도 있는 것 같다. 대신 진료실을 나가면서 간호사에게 물어본다.

"검사하고 치료받는 데 비용이 얼마나 들까요?"

"선생님께서 PET 검사를 해 보자고 하시는데, 이게 보험이 적용되지 않으면 100만 원 정도가 들어요. 약값은 별도이고요."

"그 정도나 들어요? 생각지도 못했는데……."

"다시 들어가서서 선생님과 상의해 보시겠어요?"

"아니에요. 이번에는 그냥 그렇게 치료 받을게요. 선생님한테는 이야기하지 말아 주세요. 카드로 되지요? 3개월 할부로 해 주세요."

"수납은 저쪽으로 가셔서 수납 담당 직원에게 하세요."

그리고 쓸쓸히 돌아서는 환자의 뒷모습. 이쯤 되면 암환자들에게 통증이 아닌 고통이 시작된다.

2) 치료비로 인한 고통들

"저… 선생님, 이번에 항암 치료약 바꾸면 한 번 맞는 데 얼마 정도나 들까요?"

"글쎄요. 몸무게 맞추어서 다시 계산해 보긴 해야 하는데, 대략 한 달에 백만 원 정도 들 것 같은데요?"

"백만 원이요?"

'통증pain'과 '고통suffer'은 다르다. 통증은 신체의 감각신경의 이상으로 몸이 아픈 것을 의미한다. 반면 고통은 신체적인 통증은 물론 정신적 · 사회적 · 경제적으로 겪는 모든 어려움까지 포함하는 더 넓은 의미이다. 암 덩어리가 신경을 눌러서 팔이 아픈 것은 통증이다. 하지만 암에 걸렸는데 치료비가 없어 살던 집을 내놓고 더 작은 집으로 가야 하는 것은 고통이다. 어린 백혈병 환자가 병 때문에 배가 아픈 것은 통증이지만, 자기 때문에 엄마와 아빠가 싸우는 모습을 봐야 하는 것은 고통이다.

암환자들에게는 통증도 고통도 모두 있게 마련이다. 몸도 아픈데 설상가상으로 병원비 문제로 경제적 고통을 겪게 된다. 많은 경우 암에 걸리고 난 뒤 직업을 잃게 되면서 더 힘들어진다. 여성의 경우 암에 걸리고 난 뒤 시댁이나 남편에게 버림받고 이혼 당하는 경우도 많다. 환자를 두고 가족간에 싸움이 나는 경우도 흔하다. 살면서 안 좋은 일들은 한 번으로 끝나지 않는다. 인생에서 안 좋은 일들은 때로 몰려다닌다. 아픈 것도 서러운데 엎친 데 덮친 격으로 서러운 일들이 한꺼번에 밀려오고, 그중에서도 가장 서러운 것은 돈 없는 설움이라고 한다.

돈은 힘 없는 사람을 잡는다. 제때 치료를 받아야 하는데 돈이 없어 치료를 못 받는 것은 큰 고통이다. 자존심 때문에 어디 가서 말하기도 어렵고, 다른 사람들은 이를 잘 알지 못한다. 돈 때문에 속으로 끙끙거리게 된다.

3) 치료비가 싸진다던데

TV나 신문보도를 보면 암환자의 진료비가 내려간다는 말을 자주 듣게 된다. 정부에서 암환자들을 위해 진료비를 지원해 주고 각종 혜택을 주겠다는 것이다.

실제로 2005년 9월부터 건강보험 보장성 강화 방안이 마련되면서 암이나 심장병 등 중증질환자의 경우 진료비의 10%만 내는 것으로 바뀌었다. 2009년 12월부터는 더 줄어들어서 5%만 내는 것으로 바뀌었다. 치료비가 100만 원이면 환자는 5만 원만 내면 된다는 뜻이다. 예전에는 보험이 전혀 적용되지 않던 고가의 PET 검사나 MRI 검사에도 보험이 일부 적용되면서 예전에 비해 환자의 부담이 줄어든 것은 사실이다. 하지만 그렇다고 해서 환자들의 진료비 부담이 없어졌다고 말할 수 있을까? 그렇지 않다. 경제적 수준에 따라 다르겠지만 일반인들에게 암 치료비는 여전히 큰 부담이 되는 것이 사실이다.

2005년 국립암센터에서 발표한 자료에 의하면, 암을 진단 받고 첫

1년간 쓴 진료비는 평균 999만 원이었고, 4기 환자는 이보다 더 많은 1,852만 원이었다. 여기에 대체보완의학에 사용하는 비용, 병원을 오가는 교통비, 간병인 이용비 등을 모두 더하면 실제로 드는 비용은 더욱 많아질 것이다. 암을 진단 받고 나서 암환자의 56%가 직장을 잃어 경제적 소득이 없는 상태가 되니 이것까지 감안한다면 암환자의 부담은 더욱 커질 수밖에 없다. 특히 우리나라처럼 재산의 대부분이 부동산이고, 현금처럼 유동성 있는 자산이 별로 없는 사람들에게 현찰로 몇 백에서 몇 천만 원이 들어가는 의료비는 큰 부담일 수밖에 없다. 우리나라 65세 이상 사람들 대부분이 노후 준비가 안 되어 있음을 감안해 보면 더 큰 부담이다.

그렇다 보니 환자도 양극화의 경향을 보인다. 환자의 상태가 좋지 않으니 빨리 입원하라고 권유해도 돈이 없다는 이유로 6인실이 날 때까지 한 달씩 기다리는 환자가 있는 반면, 다인실은 시끄러워서 불편하다며 1인실만 고집하는 환자도 있다. 항암 치료를 하자고 해도 경제적으로 어려워서 보험이 되는 몇 만 원의 치료조차 받지 않겠다는 환자도 있고, 보험이 적용되지 않더라도 수천만 원짜리 비싼 약을 다 써 달라는 환자도 있다. 최근 들어 경제적 양극화는 점점 더 심해지고 있고, 경제적 여력이 없는 분들은 점점 더 힘들어지고 있다.

그나마 개인적으로 들어 놓은 암보험이라도 있으면 다행이지만, 이마저도 없으면 치료 받는 과정에서 몸이 힘든 것 외에 경제적도 어려움까지 동시에 안고 가야 한다. 아무리 정부에서 진료비를 걱정 없게 해 주겠다고 이야기해도, 이는 정부에서 집값 잡겠다는 소리와 비슷하다. 아직까지 우리나라에서 고통은 온전히 스스로 감당해야 하는 개인의 몫이다.

4) 사회사업실을 이용해 봅시다

"제가 사회사업실로 의뢰해 드릴까요?"

"사회사업실이요?"

"네. 된다는 보장은 없지만 그래도 혹시 본인에게 혜택이 되는 사항이 있을까 해서요."

"사회사업실은 뭐하는 곳인가요?"

꼭 필요한 치료를 받아야 함에도 불구하고 경제적 문제로 제대로 된 치료를 받지 못하는 환자들이 아직도 많다. 이럴 때는 사회사업실을 이용하는 것도 방법이다. 많이 알려져 있지 않지만 대부분의 큰 병원에는 사회사업실이라는 곳을 운영하고 있다. 의료사회복지사가 상주하면서, 꼭 치료를 받아야 하는데도 불구하고 그렇지 못하는 경제적으로 어려운 환자들을 도와주는 곳이다.

사회사업실을 이용하려면 먼저 담당 주치의에게 알려 담당 의사가 사회사업실에 의뢰하게 하거나 직접 사회사업실로 찾아가 상담을 요청하는 방법이 있다. 가장 좋은 것은 담당 선생님께 사회사업실로 의뢰해 달라고 요청하는 것이다. 그러면 담당 의사가 '환자분의 사정이 이러이러하니 혹시 지원 가능한 사항이 있을지 상담해 달라'고 요청한다. 그러면 의료사회복지사가 와서 전반적인 진료 상황이나 환자와 보호자의 경제적 사정, 가족 및 사회적 환경 등을 상담

한다. 이 과정에서 후원 기관과의 연계가 필요한 경우에는 사회복지사가 후원 기관에 대해 알려 주고, 필요한 서류에 대해서 설명해 준다. 물론 내야 할 서류가 많고, 항상 적시에 적절한 후원을 받을 수 있는 것은 아니다. 하지만 그래도 뜻하지 않게 도움을 받을 수 있으므로 문을 두드려 보는 편이 낫다. 아무것도 안 하고 좌절하는 것보다는 안 되더라도 뭐라도 알아보는 것이 좋다. 하늘은 스스로 돕는 자를 돕는 법이다.

이 밖에도 정부에서 운영하는 '긴급의료비 지원제도(긴급복지지원)'라는 것이 있다. 소득이나 재산이 일정 수준 이하일 때 지원해 주는 제도인데, 시·군·구청이나 보건복지부콜 센터나 전화하여 알아볼 수 있다. 건강보험공단에서 운영하는 '재난적의료비 지원 제도'라는 것도 경제적 어려움이 있을 경우 알아 볼 수 있는 제도이다.

이런 혜택을 이용할 때는 우리의 이웃이 정성스레 마련한 돈이나 세금을 사용하는 것임을 잊어서는 안 된다. 드물기는 해도 당연히 받을 돈을 받는 것처럼 생각하는 사람이 있다. 제도의 허점을 악용하여 부당하게 받아 가는 사람들도 극소수지만 있긴 있다. 지원해 주는 비용도 누군가가 지불한 돈이므로 감사한 마음으로 받아야지, 이러한 제도를 악용하여 정말로 필요한 누군가가 혜택을 못 받는 일이 생기게 해서는 안 될 것이다.

2. 의료비의 실제

1) 의료보험이란 무엇인가요

"생각보다 병원비가 많이 나왔더라고요."

"그러셨군요. 많이 부담이 되셨나요?"

"의료보험은 도대체 뭘 해 주는 건지 모르겠어요."

생각보다 치료비가 많이 나올 수도 있다는데, 그러면 의료보험은 우리에게 무엇을 해 주는 것일까? 우리나라 의료보험은 말도 많고 탈도 많은데, 의료보험의 본질은 무엇이고 의료보험은 왜 생겼을까? 의료보험의 기본으로 들어가 보자.

사람이 일생을 살아가면서 생길 수 있는 위험은 여러 가지가 있다. 교통사고, 질병, 크게는 사망 등 말 그대로 다양하다. '보험'이라는 것은 기본적으로 언제 생길지 모르는 위험에 대처하기 위해 만

들어졌다. 자본주의사회에서 같은 종류의 사고를 당할 위험이 있는 사람들이 미리 금전을 갹출하여 공통 준비 재산을 형성하고, 사고를 당한 사람이 이것으로부터 재산적 급여를 받는 경제제도가 바로 보험이다. 경제적인 논리로 보면, 보험은 평상시에 약간의 보험료를 부담하다가 큰 돈이 필요한 상황이 되었을 때 목돈을 받는 금융상품이다. 크게 보장성보험·저축성보험·투자형보험 등으로 나눌 수 있는데, 어떤 보험이든 기본적으로는 위험에 대처하기 위한 것이다.

그렇다면 한 사람이 일생을 살아가면서 암에 걸릴 확률은 얼마나 될까? 더욱 구체적으로, 일생을 살면서 위암에 걸릴 확률은 얼마나 될까? 또 위암에 걸리면 어느 정도의 돈이 필요할까? 그렇다면 암에 걸릴 것을 대비하여 어느 정도의 돈을 따로 저축해 두어야 할까?

살면서 발생할 수 있는 위험에 대비하기는 해야 하는데, 개인의 입장에서 이런 위험이 얼마나 생길지를 짐작하고 대처한다는 것은 쉽지 않다. 하지만 이를 국가 전체로 놓고 보면 예측이 가능해진다는 것이다. 우리나라에서 1년간 암에 걸리는 사람이 몇 명이고, 이들의 총 진료비가 얼마인지 통계가 다 나와 있기 때문이다. 총 진료비를 국민 숫자로 나누면 한 사람당 부담해야 할 비용이 나온다. 개인적으로는 개개인의 위험을 예측하고 대처하기 어려울지 몰라도 많은 사람이 모이면 예측이 가능해지기 때문에 위험관리가 쉬워진다는 것이다. 이런 이유로 우리나라에서는 전국민 의료보험을 도입하여 국가 차원에서 이를 관리한다. 생활에서 부딪치는 여러 가지 건강상의 위험을 많은 사람이 공동으로 부담하고, 그 돈을 국가에서

관리함으로써 개개인의 위험 부담을 줄여 주는 것이 바로 의료보험이다.

의료보험은 생명보험과는 달리 의무적으로 가입해야 한다. 의무적으로 가입해야 한다는 점에서는 자동차보험과 비슷하다. 하지만 의료보험은 자동차보험과도 많이 다르다. 의료보험은 자동차보험처럼 자신이 여러 자동차 보험회사 중 한곳을 고르는 것이 아니다. 의료보험은 국가에서 운영하는 건강보험 단 한 가지만 있으며, 국민에서 선택의 여지가 없다. 모든 국민은 강제적으로 국가에서 운영하는 건강보험 한 가지에 가입해야만 한다.

의료보험은 종신보험과도 다르다. 돈을 내긴 하지만 돌려받지는 못한다. 건강해서 병원에 갈 일이 없는 사람은 더더욱 그렇다. 말하자면 순수 보장형이다. 그래서 많은 사람들이 의료보험료를 버리는 돈이라며 아까워하고, 의료보험료가 오른다고 할 때마다 정부를 질책한다. 그렇다 보니 개인 사업자는 의료보험료를 적게 내기 위해 소득을 숨기기도 하고, 월급쟁이들의 의료보험료 부담이 증가하는 악순환이 발생한다. 건강보험료 부과 체계는 사회적으로 해결이 쉽지 않은 뜨거운 감자이다.

물론 병원에 갈 경우 내가 낸 보험료를 돌려받을 수 있겠지만, 그러기 위해서 일부러 병에 걸리는 사람은 없다. 병원 갈 일 없는 건강한 사람은 내가 낸 돈에 비해서 턱없이 많이 빠져나가는 돈이 아까운 것은 사실이다. 경제활동을 할 수 있고 보험료를 충분히 많이 낼 수 있는 사람들은 대부분 건강하기 때문에 병원 갈 일도, 의료보험 혜택을 볼 일도 별로 없다. 반면 건강이 좋지 않아서 수입이 별로 없고 병원 갈 일이 많은 사람들은 의료보험에 의지해야 하고, 의료보험을 혜택을 많이 본다. 의료보험은 기본적으로 돈을 많이 낸 사람은 혜택을 적게 받고, 돈을 적게 낸 사람은 혜택을 많이 보는 구조이다. 의료보험료를 많이 내는 사람은 병원에 갈 일도 없는데 보험료가 너무 많다고 불만이고, 의료보험료를 많이 내지 않은 사람들은 병원비가 너무 비싸다며 보험으로 더 커버해 달라고 불만이다. 조정이 쉽지 않은 이유이다.

2) 의료비는 실제로 어떻게 계산되나요

그렇다면 의료비는 어떻게 계산될까? 병원에 갈 일이 있어 병원에서 진찰을 받았다고 해 보자. 병원 영수증에는 다음과 같은 식으로 기록되어 있을 것이다.

① 환자 부담액 : 14,240원
② 보험자 부담금 : 32,890원
③ 비급여 및 전액 본인 부담 : 15,000원
진료비 총액 ① + ② + ③ = 62,130원
본인 부담금 ① + ③ = 29,240원

이 가운데 '① 환자 부담액'은 보험에 적용되는 항목이긴 하지만 본인이 계산해야 하는 비용이고, '② 보험자 부담금'이라고 되어 있는 것은 건강보험공단에서 병원으로 지급하는 비용이다. 즉 ②는 내가 직접 내지 않아도 되긴 하나 실제로는 내가 예전에 낸 보험금에서 빠져나가는 비용인 것이다. '③ 비급여 및 전액 본인 부담'은 이른바 '비보험'이라고 불리는 항목으로, 이것은 보험에서 인정되지 않는 검사나 시술을 한 경우에 보험과 무관하게 본인이 100% 지불해야 하는 비용이다. 일부 초음파 검사나 미용 성형 수술 등은 보험에서 인정해 주지 않는데, 이처럼 보험에서 인정해 주지 않는 의료 행위에 대해서는 환자 본인이 비용을 다 지불해야 한다. 그리고 이 환자를 진료함으로써 병원은 총 62,130원을 받게 되는데, 그중 29,240원은 환자에게 받고, 나머지 32,890원은 보험공단을 통해 받는다.

그렇다면 진료비 총액은 누가 정하는가? 보험공단에서 정하며, 이미 다 정해져 있다. 진찰료 ○○원, 주사료 ○○원, 하루 병실료 ○○원 하는 식으로 말이다. 식당에 가서 메뉴판을 펴면 음식 이름 옆에 가격이 적혀 있는 것과 마찬가지로, 우리나라는 행위별수가제이기 때문에 의료 행위 하나마다 얼마라는 가격이 다 정해져 있다. 그렇기 때문에 그 가격보다 더 많이 받을 수도 없고, 더 낮게 받을 수도 없다.

한편 지난 2009년부터는 암환자 등 중증질환 환자는 진료비의 5%만 내는 제도가 생겼다. 급여 부분인 ① + ②의 5%만 내도록 하여, 이 경우 암환자라면 2,356원 + 15,000원=17,856원만 되는 것이다. 29,240원을 내다가 17,856원만 내면 되니 부담이 줄어든 환자 입장에서는 반가운 소식이 아닐 수 없을 것이다. 하지만 급여 부분의 5%만 내면 될 뿐 ③ 항목인 비급여는 여전히 100% 본인 부담이다.

아무리 급여 부분의 비용이 줄어들어도, 비급여 항목이 늘어나게 되면 환자 입장에서 본인이 내야 하는 비용은 오히려 늘어난다. 비급여 부분이 진료비가 부담된다고 하는 주된 이유이고, 문재인 정부 들어서면서 비급여를 잡겠다고 하는 이유이다.

3) 배보다 배꼽 : 부대비용에 대해 알아봅시다

"제가 작년 한 해 동안 KTX 비용이 얼마나 나왔는지 계산해 보니 200만 원이 넘더라구요."

"그 정도나 들었나요?"

"3주에 한 번씩 집사람하고 병원에 오는데, 그 정도 나오지요. 어디 KTX 비용만 드나요? 병원 올 때마다 밥값도 들지요. 일정 안 맞아서 하루 자고 가면 호텔 값 들지요. 참 많이 들어요."

치료 비용을 계산할 때 위에 언급된 병원비만 고려해서는 안 된다. 치료 외적으로 들어 가는 부대비용도 만만치 않기 때문이다. 어떤 경우에는 부대비용이 병원비보다 많이 나온다. 병원비 이외에 들어가게 되는 부대비용으로는 아래와 같은 것들이 있다.

- 간병비 : 입원해 있는데, 가족이 간병을 못하게 되는 경우 간병인을 써야 하는데, 간병인 비용이 발생한다. 비용은 둘째 치고 좋은 간병인 구하는 것도 생각보다 쉽지 않다.
- 교통비 : 지방 환자의 경우 KTX 비용 등이 만만치 않게 든다.

장기간 항암 치료를 받게 되면 항암 치료비보다 KTX가 더 많이 나오는 경우도 보았다.

- 숙박비 : 지방 환자의 경우 병원 근처에서 자고 가야 하는 일이 흔히 생긴다.
- 식비 : 환자와 보호자의 식비
- 휴직, 실직에 따른 기회비용 등

실제로 투병 생활을 하는 환자와 가족들은 간병비에 대한 부담이 크다는 이야기를 많이 한다. 환자가 스스로 돌볼 수 없는 상황이 되면 누군가가 기본적인 간병을 해 주어야 한다. 하지만 우리나라는 핵가족화가 빠르게 진행되어 가족 구성원 자체가 줄어들었다. 가족이 있다고 하더라도, 직장을 다니는 경우에는 우리나라 직장문화상 장기간 휴가를 내는 것이 현실적으로 불가능하다. 요즘같이 경제가 어려운 시점에서 직장을 그만두면 새로운 직장을 구하기도 어렵기 때문에, 가족 입장에서도 생업을 포기한 채 간병에 매달릴 수가 없다. 그래서 많은 경우 간병인을 두는데, 이 간병인 비용이 만만치 않다. 가족 한 사람의 월급이 고스란히 간병인 비용으로 들어가기도 한다. 이런 간병인 비용을 의료보험에서 부담해 주면 좋겠지만, 우리나라에서 간병은 가족들이 개인적으로 부담하는 것이라고 인식되어 있다. 수천만 원 하는 일부 고가의 항암제는 보험을 적용해 주지만, 수백만 원 하는 간병 비용은 보험 적용을 해 주지 않는 모순점이 있다. 정말로 환자들에게 필요한 것은 식사 챙겨 주고 약 챙겨 주고 대소변 볼 때 도움을 주는 간병인인데, 정작 필요한 것은 보험이 안 된다. 보험 정책을 만들 때 우선 순위가 잘못 정해진 탓이다. 어쨌거나

치료 비용을 계산하고 예산을 세울 때에는 병원비 이외에 들어가는
부대비용을 함께 고려해야 한다.

3. 보험이 적용되지 않는 비싼 약

1) 비싼 약이 좋은 약일까?

"선생님, 저희는 보험이 안 되어도 좋으니 비용에 개의치 말고 좋은 약으로 해 주세요."

진료실에 있다 보면 보호자가 다가와 이런 말을 하곤 한다. 아마도 환자나 보호자들은 이렇게 생각하는 것 같다.

— 보험이 안 되는 비싼 약 = 좋은 약
— 보험이 되는 싼 약 = 나쁜 약

언제부터인지 모르지만 사람들 머릿속에는 이런 등식이 성립해 있다. 마치 군대에 있으면 국가에서 보급해 주는 물품보다 사제 물품을 더 선호하듯, 보험이 안 되는 비싼 약이 더 효과가 좋을 것이라는 막연한 생각을 갖고 있는 것 같다.

'의사들은 효과가 좋지만 비싸고 보험이 안 되는 약을 알고 있다. 그런 약은 보험이 안 되어 못 쓴다더라. 하지만 우리는 보험이 안 되더라도 경제적 여유가 있으니 좋은 약을 쓰고 싶다.'

그래서 의사에게 보험이 안 되어도 좋으니 비용에 개의치 말고 좋은 약으로 해 달라는 이야기를 하는 것 같다.

이는 어느 정도는 맞는 말이고 어느 정도는 틀린 말이다. 왜 그럴까? 보험이 안 되는 비싼 약이라고 무조건 좋은 약은 아니기 때문이다. 또한 보험이 되는 싼 약이라고 해서 무조건 나쁜 약은 아니다. 사람들은 2만 원짜리 약이 1만 원짜리 약보다 효과가 2배 더 좋을 것이라고 생각하기 쉽다. 시장경제 논리라면 2배 더 비싼 약이니 효과도 2배 더 좋아야 한다. 하지만 의학의 논리는 꼭 시장경제 논리를 따라가진 않는다. 오래되고 저렴한 약 중에서도 효과가 뛰어난 약은 얼마든지 있다. 림프종 치료에 사용하는 CHoP이라는 복합 항암제는 지난 30여 년간 사용되면서 그 유용성을 입증되었을 뿐만 아니라 1회 치료 시 몇 만 원 되지 않는다. 특허 기간이 끝났기 때문에 가격이 저렴하다. 가격이 저렴하지만 효과가 떨어지는 약이 아니다. 저렴한 가격으로 림프종을 완치시켜 주는 아주 효과적인 항암제이다. 보험 되는 싼 약이라고 해서 무조건 효과가 적은 것은 아니라는 말이다.

물론 최근에 나오고 있는 신약의 경우, 보험이 안 되는 비싼 약이 좋은 약인 경우가 많기는 하다. 이들 신약들은 많은 경우 여러 임상 시험에서 기존의 치료보다 우월한 결과를 내고 있기도 하다. 그런데 기본적으로 신약은 값이 비싸다. 연구 개발비가 많이 들고, 특허 기간이 짧기 때문이다.

가격이 싸다면 대부분 의료보험 처리가 되어 문제가 없겠지만, 약값이 비싸면 당연히 보험이 적용되지 않기 때문에 비쌀 수밖에 없다. 또 약이 효과가 있더라도 그것을 다 보험 처리해 주게 되면 보험 재정이 금방 바닥나기 때문에 보험공단의 입장에서는 보험 처리를 안 해 주는 경우가 많다. 보험공단도 보험 재정을 지켜야 하고, 모든 사람이 낸 보험 재정을 특정인이 다 쓰게 하기보다는 더 많은 사람에게 골고루 혜택을 주어야 하기 때문이다.

그렇다 보니 분명 약효가 있지만 가격이 지나치게 비싼 약에 대해서는 보험 적용에 어려움을 겪는다. 보험공단도 일부러 안 해 주는 것이 아니라 나름대로의 사정이 있다. 최근에 나오는 고가 항암제는 한 달 사용 비용이 수백만 원에서 수천만 원에 이른다. 한 사람이 사용하는 데 수억 원씩 드는 비싼 신약을 모두 보험을 인정해 주면 보험 재정이 거덜 나는 것은 한순간이다. 보험 재정을 유지하기 위해 보험료를 인상해야 하는데, 국민 정서상 의료보험료를 올린다고 하면 조세 저항이 만만치 않다.

그래서 제약회사와 가격 협상을 통하여 약값을 낮추어 보려는 시도를 한다. 약가藥價 협상은 환자 입장에서는 가격을 낮추어 주니 좋은 측면도 있지만, 제약회사 입장에서는 이른바 '약가 후려치기'라는 원망의 대상이 된다. 정부에서 필수 의약품이니 원가 이하로 가격을 책정하라는 압력을 가하기도 한다.

약값이 낮아지면 좋을 것 같지만, 반드시 좋은 것만도 아니다. 한국에서는 신약을 개발해 봐야 한국 정부가 약값을 너무 싸게 책정해 버리기 때문에, 제약회사들은 약값을 비싸게 받을 수 있는 미국에서 개발하는 것을 선호한다. 전세계 우수한 바이오 개발 인력들이 미국으로 가고 있고, 미국에서는 온갖 첨단 신약이 쏟아져 나오고 있다. 미국이 세계 첨단 의학 발전을 주도하고 있지만, 그 부작용으로 미국의 의료비는 천문학적으로 늘어나고 있다. 모든 일에는 밝은 면과 어두운 면이 함께 있기 마련이다.

우리나라 정부에서 원가 이하로 약가藥價 후려치기를 하다가, 다국적 제약회사가 한국에 필수의약품 공급을 거부하는 사태도 벌어지곤 한다. 정부에서는 제약회사에서 너무 비싼 가격을 요구한다고 주장하고, 다국적 제약회사에서는 수조 원의 개발비용이 들어갔는데 정부에서 원가 이하로 약가 인하를 요구한다고 주장한다. 지루한 약가 협상의 과정에서 하루가 급한 환자들은 속이 타 들어간다. 신약의 비싼 가격 문제는 결코 간단한 문제가 아니다. 어쨌거나 보험공단에서는 약값을 강제로 인하하고 어떻게 해서든 지출을 줄여 보려고 한다.

이러한 노력도 한계가 있어서, 결국 신약의 가격이 비싸게 책정되고 보험 혜택을 못 받는 경우가 생긴다. 효과는 있지만 보험이 적용되지 않는 일부 좋은 신약을 쓰기 위해서는 환자 본인이 약값을 100% 부담하면서 써야 하는 것이 어쩔 수 없는 현실이다.

그래서 사람들은 고가의 신약을 100% 본인 부담으로 쓰는 것에 부담을 느낀다. 의료보험이 되면 5%만 본인이 부담하면 되기 때문에 환자들의 경제적 부담이 크게 줄어든다. 1,000만 원짜리 신약도 보험 급여가 되면 환자들은 50만 원만 내면 된다. 그래서 환자들은 고가의 신약을 보험 급여 해 달라며 정부에 요구를 많이 한다. 뉴스에는 좋은 약이 있는데, 돈이 없어서 못 쓰고 암환자가 죽어 간다는 보도를 한다.

보험이 안 되는 신약의 비용도 천차만별이어서 한 달 약값이 수십만 원에서부터 수천만 원까지 다양하다. 사람들은 1년 치료비가 수천만 원에 달하는 고가 항암제를 보험 적용해 달라고 하지만 누가 비용을 부담할지와 얼마나 더 내야 할지에 대해서는 논의하지 않는 경향이 있다. 수십 년을 더 살아야 할 청년들을 위해 수백만 원의 반값 등록금도 안 해 주는 나라에서, 말기 암환자를 몇 달 더 살리기 위해 수천만 원을 써야 하는가 하는 문제는 사회적으로 합의가 쉽지 않은 어려운 문제이다. 쉽지 않지만, 누가 비용을 부담해야 할지의 문제는 언젠가는 사회적 합의를 해야 하는 문제이다.

2) 보험 진료가 항상 최선의 진료를 의미하지는 않는다

우리나라는 현재 의료보험이라는 급여 기준을 만들어 놓고 여기에 맞추어 진료하도록 규정해 놓고 있다. 보험의 틀을 벗어난 진료를 하다가는 과잉 진료나 부당 청구, 돈만 밝히는 비양심적인 의사라는 소리를 듣게 된다. 건강보험공단은 보험의 틀을 벗어난 진료에 대해 '삭감'이라는 이름으로 진료비를 지불하지 않고, 그 손해는 고스란히 병원이 지게 된다. 그렇다면 의료보험 기준에 맞춘 진료가 최선의 진료인가? 꼭 그렇지만은 않다.

보험 지불 제도는 의학이 발전하는 속도를 따라가지 못한다. 우리나라뿐만 그런 것이 아니다. 세계 어느 나라에서도 보험 제도가 의학 발전 속도를 따라가지 못한다. 의학이 발전하는 속도는 시속 100km인 데 반해 보험 제도가 반영하는 속도는 시속 10km의 속도인 현실에서, 의료보험은 의학의 발전 속도를 빨리 반영하지 못한다.

의학이 발전하면서 좋은 신약은 쏟아져 나오고 있고, 매년 새로운 치료가 표준 치료로 자리 잡고 있다. 인터넷이 발전하며 좋은 치료법이 나왔다는 소식이 실시간으로 환자들에게 전해진다. 그러면 환자들은 좋은 치료를 받고 싶어 의료진에게 새로 나온 좋은 치료를 받게 해 달라고 한다.

하지만 의료보험은 기본적으로 새로운 치료를 받아들이는 데 많은 시간이 걸린다. 지나치게 비싼 고가의 약일 경우 비용 효과를 따져 보는 데 시간이 더 걸린다. 물론 시간이 흐르면 보험 인정 기준은 바뀐다. 문제는 그 사이에 약이 있음에도 불구하고 혜택을 받지 못하는 환자들이 있다는 점이다. 암환자들은 보험이 될 때까지 몇 년씩 오래 기다릴 시간적 여유가 없다. 말기암환자는 특히 그렇다. 이런 경우 환자들에게 부득이하게 비보험이라는 일종의 편법을 써서 진료를 할 수밖에 없다. 효과는 있지만 비싸서 보험이 적용되지 않는 약을 단지 보험이 안 된다는 이유만으로 쓰지 않을 수는 없지 않겠는가.

의사들은 보험 규정을 벗어나서 좋은 신약을 쓰면 과잉 진료나 부당 청구가 되어 버리고, 보험이 정한 범위 내에서만 약을 쓰자니 의사로서 양심의 가책을 느끼게 되는, 이러지도 저러지도 못하는 상황을 겪고 있는 것이다. 최근에는 이러한 비보험 진료를 단속하기 시작하면서, 비보험 진료를 권했다가 환자의 비보험 진료비를 병원에서 물어내는 일이 벌어지고 있다. 의사들로서는 더욱 답답한 상황에 처하고 있다.

3) 비보험 진료도 최선의 진료를 의미하진 않는다

"선생님, ○○치료가 보험이 안 된다던데, 저희도 그 치료를 받고 싶습니다. 저희가 그 정도 여유는 있으니 비용에는 구애 받지 말고 생각해 주세요."

"제가 환자분 경제적으로 부담될까 봐 ○○치료를 권유하지 않았던 것은 아닙니다. ○○치료가 별로 효과가 없어요."

앞에서 '보험 진료가 최선의 진료를 의미하진 않는다'고 하였는데, 그렇다고 비보험 진료는 최선의 진료냐 하면 꼭 그렇지도 않다. 비보험 진료라고 해서 모두 최선의 진료를 의미하는 것은 아니다. 비급여가 보험급여를 받지 못하는 데에는 나름대로의 이유가 있기 때문이다.

일반적으로 의사들이 보험이 안 되는 고가의 치료를 권할 경우는 아래의 세 가지 경우이다.

① 정말 효과가 확실하게 좋지만, 결과가 나온 지 얼마 되지 않아서 식약처와 심평원에서 아직 제대로 검토를 못한 치료들

② 정말 효과가 확실하게 좋지만, 비용이 너무 비싸서 급여를 해
줄 수 없는 치료들
③ 효과가 별로 없어서 표준치료가 되지 못했고, 의학적 근거가
별로 없어서 굳이 급여를 해 줄 필요가 없는 치료들

이 가운데 ①은 시간이 지나고 제도화가 되면 급여화가 되든지 ②
가 되든지 결정이 된다. ②는 가격이 낮아지면 추후에 급여화가 될
수 있다. 암을 치료하는 대형 병원 의사들이 비보험으로 권하는 치
료들은 대부분 ①과 ②이다. 대형 병원 의사들은 비급여 치료를 한
다고 하더라도 월급이 더 나오는 것도 아니고 이해관계가 별로 없기
때문에, 순수한 관점에서 ①과 ②를 권하곤 한다.

문제는 ③이다. 개인의원이나 개인병원 의사들의 입장은 대형 병
원 의사들의 입장과 많이 다르다. 대형 병원 의사들은 쉽게 말해 월
급쟁이인데, 개인의원 의사들은 개인사업자에 가깝다. 개인의원 의
사들은 더 많이 치료하고 진료 수입이 늘어날수록 본인의 수입이 늘
어나게 된다. 개인의원 의사들은 수억 원씩 은행 대출 받아 개인 돈
으로 개업을 하다 보니 직원들 월급을 주어야 하고 월세도 내야 하
고 은행 이자도 내야 한다. 그러다 보니 근거가 없는 비보험 진료 즉
③의 치료들을 권하는 경우가 종종 있다.

모두가 알고 있는 수십 년 된 우리나라 의료의 구조적인 문제이
다. 저수가 문제로 인해 필수 의료로는 구조적으로 적자가 날 수밖
에 없기 때문에 개인의원에서는 필수 의료에서 발생한 적자를 비보
험 진료로 메꾸어야 한다. 양심적으로 필수의료만 교과서적으로 진

료하면 개인의원은 망할 수밖에 없는 구조이고, 어떻게 해서든 비보험 치료를 권해서 필수의료에서 발생한 적자를 알아서 메꾸어야 한다. 개인의원이나 개인병원에서는 적자를 면하기 위해 늘 새로운 비보험 진료 항목을 개발한다. 의사의 전공과목과 무관하게 항노화, 피로 회복, 피부 미용, 미용 성형, 비만 치료 등의 비보험 진료가 우리나라에서 가장 활발하게 이루어지는 이유이다.

대형 병원의 월급쟁이 의사들은 ③에 해당하는 비보험 진료는 별로 권하지 않는다. 효과가 제대로 검증되지 않았고, 의학적 근거가 미약하기 때문이다. 게다가 대형 병원 월급쟁이 의사는 비보험 진료를 해도 월급을 더 받는 것도 아니다. 많은 환자분들이 개인의원을 방문하였다가 ③의 치료를 권유 받고 대형 병원의 의사에게 ③에 대해 문의를 하면 설명하기 난감한 경우들이 종종 생긴다. 개인 의원에서는 ③의 치료가 무척 좋은 치료인 것으로 설명을 들었다가 대형 병원 의사에게는 별로 효과 없다는 말을 들으면 환자들은 혼란스럽기 마련이다. 의사들마다 이야기가 다른 이유이다.

이런 여러 가지 이유로 비보험 진료라고 해서 반드시 최선의 의료를 의미하지도 않는다. 의학적 근거가 확실한 비보험 진료는 받을 가치가 있지만, 근거가 없는 비보험 진료는 비싼 돈을 들여 가며 받을 가치가 별로 없다.

4) 누가 고가의 치료를 받을 것인가

보험이 작용되지 않아도 좋으니 비용에 개의치 말고 좋은 약을 써 달라고 해도, 보호자가 생각하는 비싼 약의 기준은 말 그대로 천차만별이다. 일선 진료 현장에서 느끼기에 우리나라 부의 양극화는 생각보다 심각하다. 몇 천만 원을 몇 만 원 쓰듯이 생각하는 사람이 있고, 몇 만 원이 없어 절절 매는 사람이 있다. 각자의 경제적 수준에 따라 다르겠지만 예상 외로 비싼 가격에 당황해 하는 환자나 가족들을 볼 때면 의사들의 마음도 상당히 아프다. 그래서 새로 나온 고가의 항암제에 대해 환자와 가족에게 어떻게 설명해야 할지 아직도 어렵다.

궁색한 변명이긴 하지만 환자가 사는 지역이나 동네, 옷차림을 보고 여유가 있어 보이는 환자에게는 말을 꺼내 보고, 행색이 초라하거나 형편이 어려워 보이는 환자에게는 말을 꺼내지 않는 경우도 있다. 솔직히 고백하건대, 경제적 여유가 없어 보이는 환자에게는 말을 꺼냈다가 괜히 마음에 상처만 줄 것 같아 말조차 꺼내지 않은 경우도 많다. 세상에 오직 한 분뿐인 부모님에게 좋다는 약이 있다는데 쓰지 않을 수 없다며 살던 집 전세금이라도 빼려는 모습을 보일 때는 의사로서도 마음이 편치 않다. 환자도 중요하지만 남은 가족들도 중요하기 때문이다. 가족들의 삶의 터전인 집까지 팔아 치우면서 치료를 받아야 하는지 의사로서도 아직까지 판단하기가 쉽지 않은 문제이다. 어떤 경우에는 말을 꺼낸 것이 오히려 가정에 분란을 일으키는 것 같아 괴롭기까지 하다. 비보험 치료 선택을 환자에게 미루는 것 같아 마음이 더욱 편치 않다. 어떤 경우에는 환자가 어디에서 정보를 듣고 와 먼저 말을 꺼내 주는 것이 마음 편할 때도 있다.

"키트루다라는 약을 일차 치료제로 써 주세요. 비용이 한 달에 천만 원 정도 든다고 들었는데, 우리는 상관없습니다. 아파트 하나 팔아서 여유는 있습니다."

　환자가 이렇게 먼저 이야기해 오면 의사들은 고민할 것 없어 마음은 편하다. 하지만 이런 소수만을 위해 진료할 수 있는 것은 아니기에 이래저래 의사들은 고민이 많다.

　결국에는 비용 대비 효과를 고려하여 결정할 수밖에 없다. 즉 부담하는 돈에 비해 효과를 얼마나 볼 수 있느냐를 저울질하는 수밖에 없다는 것이다. 예를 들어 500만 원을 들여 보험이 되는 치료만 한다면 10개월의 생명 연장 효과가 있고, 보험이 적용되지 않는 고가의 약을 써서 3,000만 원을 지불하면 12개월의 생명 연장 효과를 볼 수 있다고 해 보자. 이 경우 추가로 드는 2,500만 원이라는 비용을 감당할 수 있는가와 2개월의 추가 생명 연장이 어떤 가치가 있는지를 고려해 보아야 한다는 것이다. 그렇게 하여 2,500만 원을 더 들여서 2개월의 생명 연장을 할 수 있는 것이 비용 대비 가치가 있느냐를 생각해야 한다. 2개월 생명 연장에 2,500만 원을 추가적으로 지불할 만한 가치가 있다면 돈을 더 들여서라도 항암 치료를 하는 것이고, 그렇지 않다면 보험 적용이 되는 치료만 하는 것이다. 남들이 2,500만 원 쓰니까 나도 2,500만 원 써야겠다는 식으로 판단해서는 안 된다. 이는 각자가 처한 현실이 다르기 때문이다. 우리는 각자 처한 현실에서 최선을 다할 뿐이다.

　물론 여기서 10개월이니 12개월이니 하는 생명 연장 효과는 어디까지나 평균적으로 기대할 수 있는 연장 기간이고, 이 기대치 또한 어디까지나 통계수치일 뿐이다. 10개월의 생명 연장 효과가 있을 것으로 기대하더라도 실질적으로는 3개월 뒤에 사망할 수도 있고, 운 좋게 20개월을 더 살 수도 있다는 점을 잊어서는 안 된다. 효과가 좋아 20개월을 더 살았는데, 그만큼 돈을 더 쓰게 되어 괴로운 경우도 흔히 생긴다.

보험이 적용되지 않는 고가의 치료를 할지 말지를 정하는 것은 담당 의사 혼자 전적으로 정하는 것이 아니다. 환자와 보호자, 그리고 의사가 충분히 의논하여 장단점을 검토한 뒤 정해야 한다.

5) 비급여는 왜 생기는가?

앞서 설명했지만 의료비 계산에서 가장 말도 많고 탈도 많은 부분이 비급여(=비보험)이다. 그렇다면 비급여는 왜 생기는가?

두 가지 측면에서 생각해 볼 수 있다. 하나는 검사나 시술 비용이 비싸기 때문이고, 다른 하나는 의료보험 본래의 취지와 맞지 않기 때문이다.

MRI나 PET, 초음파 등은 10만 원에서 100만 원 정도가 드는 고가의 검사들이다. 이런 고가의 검사들은 보험이 적용되지 않는다. 비싸기 때문에 이런 검사들을 다 보험 처리해 주면 보험 재정에 심각한 타격을 받기 때문이다. 얼마 전부터 MRI의 경우 일부 보험이 적용되기 시작하긴 했지만 보험 인정 기준이 매우 까다로워서 오히려 MRI를 못 찍게 규제가 되는 것은 아닌지 우려가 많다.

예를 들어 뇌졸중에서는 MRI 검사가 보험이 적용된다. 하지만 검사라는 것은 진단이 확실치 않아서 하는 것인데, 보험에서는 결과를 놓고 보험을 적용한다. 뇌졸중이 의심되는 상황에서는 뇌졸중인지 아닌지 잘 몰라서 뇌졸중을 확진하기 위해 MRI 검사를 하게 된다. 이 경우 검사 결과 뇌졸중이 맞으면 보험이 인정되고, 뇌졸중이 아니면 보험 적용되지 않는다. 그래서 MRI 검사 결과 뇌졸중이 아니면 되려 과잉 진료가 되어, 삭감을 당한다. 병원 입장에서는 보험료를 받을 수 있을지 삭감을 할지 알 수가 없기 때문에, 일부 검사를 비보험으로 돌려서 환자가 검사 비용의 100%를 부담하도록 한다.

의학적으로 반드시 필요한 검사라고 해도 고가의 검사나 치료를 다 보험 처리해 주면 보험 재정이 금방 바닥나기 때문에 건강보험심사평가원은 이런저런 이유를 들어 삭감을 한다. 의사가 돈 벌려고 불필요한 검사를 했다고 하면 그만이다. 의료진으로서는 억울한 일이나, 이런 일은 수십 년째 반복되고 있다. 일부 소수의 비양심적인 의사들이 불필요한 검사나 치료를 남발하는 경향도 있기 때문에, 심사평가원 입장에서는 무조건 의사 편만 들어 줄 수도 없는 노릇이다. 건강보험심사평가원은 건강보험 재정이 파탄 나지 않도록 평가 관리해야 하는 의무가 있다. 우리나라 건강보험 제도가 단점도 많이 있지만, 세계적으로 볼 때 가장 가성비가 좋은 건강 보험제도임은 분명한 사실이고, 건강보험 재정을 잘 지켜야 하는 일은 중요한 일이다.

보험 본래의 취지와 맞지 않는다고 판단되는 경우도 비보험이 된다. 쌍꺼풀 수술 등의 미용 성형수술 비용이나 라식 수술 비용은 보험이 되지 않는다. 질병으로부터 국민 건강을 지키겠다는 의료보험의 본래 취지와 맞지 않기 때문이다. 그렇다 보니 쌍꺼풀 수술 비용은 성형외과마다 천차만별이다. 자살이나 자해의 경우에도 보험이 되지 않는다. 의료보험은 불가피하게 질병에 걸려서 생기는 위험을 보장해 주는 것이기 때문이다. 자살시도를 해서 고의적으로 상해를 입혀서 발생하는 의료 비용까지 다른 사람들이 함께 부담해 줄 이유는 없다고 보는 것이다.

6) 암환자에게 해당하는 비보험 항목

이런 비보험 항목 가운데 암환자들에게 주로 해당하는 것은 다음의 사항들이다.

① MRI나 PET 등 고가의 검사를 할 때
② 상급 병실료
③ 아직 보험이 인정되지 않는 신약과 새로 나온 치료법
④ 보험 급여를 초과하는 처방

하나하나 살펴보자.

(1) MRI나 PET 등 고가의 검사를 할 때

비싼 검사는 상황이 많이 좋아진 편이다. 1회 검사에 50만 원이 넘는 MRI나 100만 원 정도가 드는 PET 검사는 현재 보험이 인정된다. 비용이 비용인 만큼 모든 경우에 보험이 되는 것은 아니고, 보험에서 정한 몇 가지 기준에 해당할 경우에만 적용된다. 실제로는 보

험으로 청구해도 삭감되는 경우가 많긴 하지만 그래도 예전과 비교해 볼 때 환자들에게 큰 도움이 되는 것은 사실이다. PET 검사의 경우 최근 지나치게 삭감을 하고, 비급여로 검사하는 것 자체를 못하게 막아 놓아 문제가 많기는 하다. 설령 보험 기준에 맞지 않아서 보험이 되지 않더라도, 꼭 해야 할 검사를 거부하는 환자나 보호자는 많지 않다. 하지만 최근에는 비보험으로 고가의 검사를 하는 것 자체를 점차 규제하는 추세이다.

(2) 상급 병실료

상급 병실료의 경우에는 조금 정확히 이해할 필요가 있다. 현재 종합병원 다인실(6인실)의 입원료 가운데 환자가 내는 금액은 6~9천 원 사이이다. 반면 2인실 요금은 병원마다 다르지만 일반적으로 4~15만 원 사이이다. 다인실의 하루 입원료가 찜질방이나 여관비보다 훨씬 싸다. 다인실에 입원하면 1만 원 이내의 저렴한 가격으로 하루를 입원할 수 있다. 반면, 다인실이 아닌 경우 하루에 4~15만 원을 지불해야 한다. 다인실 입원료와 2인실 입원료가 이렇게 차이 나는데, 의료보험에서는 얼마 전까지 이 차액을 지급해 주지 않았다. 6인실에 싸게 입원할 수 있는데 상급 병실에 입원하는 비용까지 의료보험에서 굳이 지급해 줄 필요는 없다는 논리였다.

그렇다면 다인실에 입원하고 싶은 사람은 다인실에 입원해야 하는데, 현실적으로는 다인실에 입원하기가 하늘의 별 따기만큼이나 어렵다는 것이 문제이다. 다인실 자체도 부족한데다 다인실에 입원한 환자들이 퇴원을 하지 않는 것도 문제이다. 환자분들도 다인실에 입원하기가 어려운 만큼 한번 입원하면 퇴원을 하지 않으려 한다.

하루 1만 원도 안 되는 돈만 내면 병원에 입원해 있을 수 있는데 굳이 퇴원할 이유가 없는 것이다. 입원하면 하루에 4~5만 원씩 나오는 암보험에라도 가입한 경우에는 더욱 그렇다. 퇴원해도 되는데, 퇴원을 거부하며 수개월씩 입원하면서 병원을 집 삼아 지내는 환자들도 일부 있다. 병원을 집 삼아 지내는 것을 '사회적 입원'이라고 하는데, 환자를 돌보아 줄 지역사회 시설이 절대적으로 부족한 우리나라 현실에서 벌어지는 사회문화현상이다. 한 통계에서는 요양병원 등에 사회적 입원을 한 환자가 74만 명이 되고 이 가운데 6만 명은 불필요한 입원이라는 통계도 있다.

여러 이유로 다인실은 항상 부족하고, 많은 환자들이 울며 겨자 먹기로 2인실에 입원하고 있는 것이다. 일부 병원은 이런 이유로 다인실 재원 일수에 제한을 둔다. 6인실에 2주간 입원해 있으면 다시 2인실로 가야 한다는 식이다. 구차해 보이는 측면도 있지만, 이렇게라도 하지 않으면, 골고루 다인실 혜택이 돌아갈 수 없는 현실적인 문제도 있다.

2인실 입원료가 너무 많이 부담된다는 민원이 많아지자, 정부에서는 2018년부터는 상급 병실료를 보험 지불하기 시작했다. 그런데 이에 대한 우려도 만만치 않다. 상급 병실료를 보험 지불을 해서 환자분들의 부담을 줄여 주면 좋은 일 같지만, 세상의 제도에는 항상 긍정적인 면만 있는 것이 아니다. 상급 병실료 보험 이후 여러 문제점들이 벌어지고 있다.

우선 대형 병원 쏠림 현상이 더 심해졌다. 집 근처의 이차병원이나 대학병원이나 2인실 비용에 차이가 안 나면 사람들은 누구나 대형 병원을 선호하게 된다. 사람의 심리는 같은 가격이면 더 좋은 병원에 가고 싶어 한다. 그러다 보니 이차병원에서 치료 받아도 충분한 환자들까지 대형 병원을 선호하게 된다. 대형 병원으로 입원하는 것은 더더욱 하늘의 별 따기가 된다. 대형 병원에서만 치료가 가능한 중증질환을 가진 환자들이 입원하려 해도 한 달 이상 기다리는 악순환이 시작된다. 대형 병원에 꼭 입원해야 하는 중증질환 환자들이 입원을 하지 못해 피해를 보게 된다.

그 다음 문제는 병실 부족 현상이다. 병원료가 너무 저렴해지면 퇴원을 안 하려고 한다. 본인 부담으로 내는 돈도 없기 때문에 퇴원해서 집에서 돌보는 것보다 입원해 있는 편이 훨씬 이득이다. 퇴원을 해도 되는 상황인데, 이런저런 핑계를 대면서 환자가 퇴원을 안 하겠다고 버티면 우리나라 병원이나 의사들도 방법이 없다. 무상의료를 하는 영국에서는 의사가 퇴원 지시를 하면 환자는 무조건 퇴원해야 한다. 예외가 없다. 환자에게 선택권이 없기 때문이다. 영국은 환자의 선택권을 없어서 장기 재원을 조절하고 의료 혜택이 골고루 돌아가도록 한다. 게다가 영국은 지역사회에 요양원 제도가 잘 발달되어 있어서 퇴원을 해도 돌봄을 받기가 편한 구조이다. 무상교육을 한다고 해서 초등학교를 두 번 다니는 사람은 없지만, 무상의료를 한다면 병원을 두 군데 가는 사람은 많다.

미국은 철저하게 자본의 논리로 입퇴원을 통제한다. 입원에서 병실을 사용하는 비용만 하룻밤에 450만 원 정도로 비싸다 보니 의사와 환자 모두 하루 빨리 퇴원하고 싶어 한다. 이렇게 병실료 문제는 나라마다 문화마다 천차만별이다.

우리나라에서는 6인실에 입원하게 해 달라고 요청하는 환자들이 많지만, 만일 2인실 가격과 6인실 가격이 같게 책정된다면, 사람들은 지금과는 정반대로 빨리 2인실로 옮겨 달라고 아우성을 칠 것이다. 상급 병실료 문제는 이렇게 결코 간단한 문제가 아니다. 상급 병실료를 포함한 의료제도는 이렇게 복잡한 성격을 갖는다. 사회적 합의가 필요하다. 사람들이 병원과 의사에 대해서 가지고 있는 불만의 대부분은 사실 잘못된 의료제도 때문인 경우가 많다.

7) 알아 두면 유용한 비보험 처방들

보험이 인정되긴 되지만 현실적으로 아주 조금만 인정되거나 인정 기준이 지나치게 까다로운 경우에는 미리 의사에게 비보험으로 요청을 하면 편한 경우가 있다. 진토제와 백혈구 촉진제가 대표적인 예이다.

(1) 진토제(구토 방지제)

오심과 구토는 항암 치료를 받는 환자들이 가장 두려워하는 부작용이다. 이런 부작용을 막기 위해 항암 치료를 한 뒤에는 반드시 진토제를 처방한다. 진토제를 간단히 구분하면 저렴한 것과 비싼 것이 있는데, 덱사메타존dexamethasone이나 맥소롱mexolon®, metocloroprimide의 경우 한 알에 20~30원 정도로 가격이 매우 저렴하여 거의 무한정 보험이 인정된다. 반면 조프란zofran®이나 카이트릴kytril®, 안제메트anzemet®, 나제아nasea®, 에멘드emend® 등은 한

알에 8천 원~3만 원 정도 하는 고가의 약이어서 보험을 많이 인정해 주지 않고 있다. 약에 따라 조금씩 다르지만 보통 3일치 또는 5일치 정도밖에 인정해 주지 않는다. 효과는 탁월하지만 약값이 비싸기 때문에 보험을 많이 인정해 주지 않는 것이다.

하지만 사람에게는 항상 개인차라는 것이 있다. 똑같이 소주 한 병 먹어도 끄떡없는 사람도 있고, 소주 한 병 마시면 완전히 뻗는 사람도 있다. 항암 치료도 마찬가지이다. 부작용 하나 없이 넘어가는 사람도 있고, 항암 치료 한 번에 완전히 죽다가 살아남는 사람도 있다. 항암 치료를 받은 뒤 유난히 구토가 심해서 고생하는 환자가 있다. 이런 환자에게는 담당 의사도 진토제를 넉넉하게 주고 싶지만 보험 일수를 초과하면 줄 수가 없다. 보험 기준은 개인차를 무시하고 일괄적으로 만들어지기 때문이다. 이 경우 담당 의사는 보험이 되지 않더라도 초과 비용을 내더라도 진토제를 조금 더 처방 받아 갈 것을 권한다.

진토제는 조금 넉넉히 가지고 있으면 여러 모로 편하다. 항암 치료 후 구토 때문에 매우 힘든데 진토제가 모자라면 진토제를 타러 다시 병원까지 가야 하고, 몇 시간을 기다려 외래를 본 뒤 결국 비보험으로 진토제를 추가 처방 받아 약국에 가서 진토제를 사야 하기 때문이다. 그러므로 처음 처방 받을 때 몇 만 원이 더 들더라도 조금 넉넉히 받아 두면 이런 수고를 덜 수 있다.

(2) 백혈구 촉진제
항암 치료를 받은 뒤 가장 치명적인 부작용은 백혈구 수치가 떨어지면서 세균 감염이 되는 것이다. 이 경우 바로 응급실로 가야 하며,

입원하여 주사로 항생제를 맞아야 한다. 항암제에 따라서 백혈구 수치가 잘 떨어지지 않는 약은 상관없지만 백혈구 수치가 유난히 잘 떨어지는 항암제가 있다. 이런 항암제를 맞아서 백혈구감소증과 균 감염이 생길 것으로 예측되면, 또는 환자가 이전 항암 치료에 백혈구감소증이 있었던 경우라면 담당 의사는 예방 차원에서 백혈구 촉진제를 쓴다. 즉 백혈구 수치가 떨어지기 전에 미리 백혈구 촉진제를 주어 백혈구 수치를 올려 둠으로써 백혈구감소증과 균감염을 예방하려는 것이다.

실제로 미국임상암학회ASCO에서는 나이가 많거나, 과거에 백혈구 감소증이 있었거나, 백혈구 감소로 인한 균 감염이 20% 이상 되는 항암제를 사용할 경우 예방 차원에서 백혈구 촉진제를 맞을 것을 권한다. 하지만 우리나라에서는 예방적으로 백혈구 촉진제를 사용할 경우 보험이 적용되지 않는다. 우리나라에서는 백혈구 수치가 많이 떨어져야만 그때서야 백혈구 촉진제를 사용하도록 보험 허가를 해 준다. 보험이 적용되지 않더라도 예방 차원에서 백혈구 촉진제를 사용할 경우 8~50만 원 정도의 돈을 더 부담해야 하지만 백혈구 수치가 떨어지며 열이 나서 응급실에 오고 입원하는 것보다는 저렴한 편이다. 그래서 개인적으로는 담당 의사로부터 이런 권유를 받았다면 비보험이라도 부담하는 편이 환자에게 유리하다고 생각한다. 처음에는 비용이 아까울 수도 있지만 자칫 잘못하여 나중에 입원하게 되어 더 많은 비용을 지불해야 할 수도 있기 때문이다. 물론 보험기준이 계속 바뀌고는 있지만, 기본적으로 비싼 약이기 때문에 기준이 너무나 까다롭다.

8) 암보험과 실손보험

이처럼 환자가 편안한 진료를 받는 데 있어 우리나라의 의료보험은 여러 가지 문제를 안고 있다. 사실 세계 어느 나라의 의료보험 제도도 100% 완벽하진 않다. 우리나라 의료보험이 실질적으로 많은 면을 보장해 주지 못하는 까닭에, 암보험이나 실손보험에 가입했을 경우 이런 사보험이 의외로 효자 노릇을 하는 경우가 많다. 진료실에 있다 보면 암보험에 들어 놓은 환자와 그렇지 않은 환자 사이에 여러 차이가 있는 것을 느낄 수 있다.

그런 면에서 순전히 개인적인 생각으로는 암보험 하나쯤은 가입해 두는 것이 나쁘지 않다고 생각한다. 의료보험이 제대로 역할을 해 준다면 이런 이야기를 할 필요도 없는데, 이런 이야기를 하면 보험회사 홍보하는 것 같아 마음이 불편하긴 하다. 암보험 하나쯤 가입해 두어도 나쁘지 않다고 생각하는 가장 큰 이유는 이미 우리나라 사람 3명 또는 4명 가운데 1명은 암으로 사망하고 있기 때문이다. 이런저런 복잡한 통계수치를 들먹이지 않더라도 1/3~1/4의 확률이니 하나쯤 가입해 둔다고 해서 나쁠 것은 없다. 암에 걸렸다면 치료비를 보조 받게 되어 다행이고, 암에 걸리지 않는다면 그만큼 건강하다는 뜻이니 다행이지 않은가. 그런 면에서 아주 크게 손해 볼 것은 없다고 생각한다. 다만 요즘 보험회사에서는 암환자가 급증하자 암보험을 점점 없애거나 보험 혜택을 줄여 나가고 있다. 가입할 때는 묻지도 따지지도 않고 가입된다고 하고선, 막상 보험금을 타려고 하면 이런저런 핑계를 대면서 보험금을 주지 않는 경우도 있다. 그러기에 암보험에 가입하려면 지급을 잘해 주는 회사를 선택해야 한다.

결국 암 치료의 과정에서 각종 비용 때문에 고통 받는 경우가 많기 때문에 이에 대해 제도를 잘 이해하고 현명하게 대처하는 것이 중요하다.

항암 치료에 대해 이야기를 하면서 의료비와 의료제도에 대해서도 긴 이야기를 하게 되었다. 의료제도라는 것이 전문가인 의사들이 고쳐 나가야 하는 숙제이기도 하지만 국민 모두의 관심이 없으면 고칠 수 없는 문제이기 때문이다. 의사가 한 개인을 치료하는 데 있어서 의료제도가 미치는 영향은 무척 크다. 의료제도는 환자 개인을 치료하는 데 큰 영향을 주며, 그 나라의 문화적·경제적·사회적 현상을 반영한다. 투병 생활로 몸도 마음도 지치고 힘들겠지만, 조금이나마 우리나라의 의료제도와 의료 문제에 관심을 가져 주었으면 좋겠다. 그래야 우리의 미래 세대, 내 자녀들은 이런 문제로 더 이상 고생하지 않을 것이다.

⟨2장⟩ 진료비에 대하여

핵심 정리

1. 실제 투병 생활을 하다 보면 치료비로 인한 경제적 고통을 겪을 수 있다.

2. 암환자에게는 치료비가 부담되는 것이 현실이기에 치료를 받는 데 실질적으로 드는 비용에 대해 정확히 알아둘 필요가 있다.

3. 병원비에는 ① 환자 부담액, ② 보험자 부담금, ③ 비급여 및 전액 본인 부담금이 포함되며, 개인은 이 가운데 ①+③을 합한 금액을 지불하게 된다.

4. 치료 비용 중 실제 부담이 많이 되는 것은 주로 비보험 진료비와 간병비 등 부대비용이다.

5. 경제적으로 너무 어려우면 병원에서 운영하고 있는 사회사업실을 이용하는 것도 방법이다.

6. 보험 진료가 항상 최선의 진료를 의미하는 것은 아니다.

7. 신약의 경우, 보험이 적용되지 않는 비싼 약이 효과적인 경우가 있으나 새로 나온 고가의 항암제를 사용할지 말지 여부는 여러 상황을 고려하여 신중하게 결정할 수밖에 없다.

8. 보험이 적용되지 않는 비싼 약이라고 해서 무조건 좋은 것은 아니다.

그 많은
암에 좋다는
것들에
대하여

많은 암환자분들은 병원에서 하는 치료만으로는 부족하다고 느끼고, 건강보조식품과 민간요법을 찾아 나선다. 여기저기 알아보면 암에 좋다는 것들도 참 많다. 그러고 싶지 않은 사람들도 주변에서 하도 이것저것 좋다는 것을 권하면 어떻게 해야 할지 난감하기 이를 데 없다. 우리나라의 특유한 사회 문화적 현상인데, 암투병을 하다 보면 실질적으로 흔히 접하게 되는 문제이다. 이번 장에서는 암 치료의 여정에 있어서 건강보조식품과 민간요법, 보완대체의학을 어떻게 이해해야 하고 어떻게 대해야 할지 함께 알아보도록 하자.

1. 건강보조식품이란

1) 건강보조식품이란 과연 무엇인가요?

의약품은 아니지만 질병 예방과 치료에 기대를 갖고 섭취하는 일련의 식품을 흔히 '건강보조식품'이라고 부른다. 그러나 건강보조식품에 대한 명확한 정의나 분류는 세계 어느 나라에도 정립되어 있지 않고, 우리나라에서도 그저 '몸에 좋은 것'이라는 상업적 의미로 사용되고 있다. 그 용어 역시 분명하게 통일되어 있지 않아 건강보조식품, 건강식품, 건강기능성식품, 기능성식품, 특수영양식품 등으로 다양하게 사용되고 있다.

「건강기능성식품에 관한 법률」에서는 이렇게 정의하고 있다.
'건강기능식품이라 함은 인체에 유용한 기능성을 가진 원료나 성분을 사용하여 제조, 가공한 식품을 말한다.'
현재 유통되고 있는 건강기능성식품은 법적으로는 식품으로 정의

되어 있다. 하지만 생체 리듬을 조절하거나 영양 보충, 질병 예방, 질병에서의 회복, 노화 억제 등의 목적이 강하고, 그 효과가 의약품의 효과와 겹치는 면이 많아 의약품과 구분이 확실치 않다. 게다가 효과를 부풀려서 허위 과장 광고를 하는 것이 문제되는 경우도 많다. 건강기능성식품은 기능을 가지고 있다고 하지만 법적으로도 의약품이 아니라 명백하게 식품으로 정의되어 있다.

흔히 사용되는 건강 기능성 식품의 분류는 다음과 같다.

- 건강보조식품 : 정제 어유, 감마리놀렌산, 엽록소, 로열젤리, 알로에, 화분, 매실 추출물, 스쿠알렌, 효소, 키토산, 유산균, 프로폴리스, 조류 등
- 특수영양식품 : 조제 유류, 영양 보충용 식품, 식사 대용 식품 등
- 인삼 제품 : 당침 인삼, 홍삼 분말류, 인삼 분말류, 홍삼 캅셀류 등

암환자들에게 있어서 이런 건강기능성식품은 각종 건강기능성식품, 보약, 한약, 민간요법, 음식물 등이 한데 뭉뚱그려져 환자들 사이에서는 그냥 '암에 좋은 것'이라는 의미로 사용되곤 한다. 조금만 둘러보면 우리 주변에는 암에 좋다는 것들이 참 많음을 알 수 있다.

2) 우리나라의 건강보조식품 이용 실태

우리나라만큼 각종 건강보조식품이 많은 나라도 드물다. 온 국민

이 몸에 좋다고 하면 무엇이든 먹어야 한다는 강박증이라도 있는 듯 몸에 좋다는 것은 가리지 않고 먹는다. 아픈 사람은 건강해지기 위해 먹고, 건강한 사람은 더 건강하기 위해 먹는다. 남들이 다들 먹으니, 나만 안 먹으면 왠지 나만 뒤처지는 것 같아서 먹는다.

문제는 평소에는 이것저것 오목조목 따지는 사람도 건강보조식품을 구매할 때는 지나치게 관대하다는 점이다. 얼마나 효능이 있는지, 어떠한 원리로 효능이 있는 것인지, 과학적으로 입증은 되었는지, 먹어 본 사람들은 효과를 보았는지, 가격은 합리적인지, 좋은 재료를 엄선하여 만들었는지, 유통기한은 언제까지인지 등을 물어보고 판단하는 사람은 매우 드물다. 슈퍼마켓에서 물건 살 때는 유통기한이 언제인지, kg당 가격은 얼마인지, 옆의 가게와 비교해 신선도는 어떤지 조목조목 꼼꼼하게 따지는 현명한 소비자들도 막상 건강보조식품을 구매할 때는 어처구니가 없을 정도이다.

그렇다 보니 어떤 이유로 구입해서 먹게 되었냐고 물어보면 "남들이 좋다고 해서, 비쌀수록 좋다고 해서, 늘 피곤해서, 안 먹는 것보다는 낫지 않을까 싶어서, 부모님께 평소에 잘해 드리지 못했는데 이번 기회에 큰맘 먹고" 등의 대답이 나올 수밖에 없다. 그럴 때마다 "내 몸에 들어가는 것인데 조금이라도 더 꼼꼼하게 따져 보고 생각해 보고 먹어야 하지 않을까요?"라고 묻고 싶어진다.

정확한 통계는 아무도 알 수 없지만 우리나라의 건강보조식품 시장 규모가 겉으로 드러난 규모는 3조 8천억 원대에 이르고, 드러나지 않은 규모까지 합하면 20조 원에 이른다는 말도 있다. 적게 잡아서 1년에 3조 8천억 원이라고 해도 어마어마한 돈이다. 우리나라 국민 5천만 명이 1인당 1년에 약 8만 원을 건강보조식품을 구입하는 데 쓴다는 수치이다. 다른 연구에서는 30세 이상 성인이 1년에 평균적으로 20만 원 정도를 보완대체의학에 쓴다고 하는 결과도 있다. 문제는 돈의 액수보다 건강보조식품이 미치는 영향에 대해 별 생각 없이 돈을 쓴다는 것이다.

중국이나 동남아시아로 해외여행가서 몸에 좋다는 뱀·자라·해구신 등 각종 희귀동물을 마구 잡아 먹고 오는 우리나라 사람들의 행태는 어제 오늘의 일이 아니다. 우리나라 사람들은 몸에 좋다고 소문이 나면 이것저것 가리지 않고 먹는 경향이 있다. 뱀·자라·해구신이 정말 몸에 좋은지, 과학적으로 확인되었는지는 중요치 않다. 그저 좋다니까 먹는다. 암에 있어서도 마찬가지이다. 우리나라 사람들은 암에 좋다고 소문이 나면 이것저것 가리지 않고 먹는다. 좋다는데 검증이 무슨 필요가 있겠는가. 좋다는데……. 주변에서 하도 이것 먹어야 한다 저것 먹어야 한다고 말하니, 우리나라에는 의사가 5천만 명이 있는 셈이다.

개인적인 관계를 중요하게 여기는 우리나라 문화에서 가까운 사람이 암에 걸렸다고 하면 무언가 도움을 주고 싶어 한다. 냉정하게 객관적이고 과학적인 근거를 따지기보다는, 상대방의 정성과 성의를 더 중요하게 여기는 우리나라 문화와 몸이 안 좋을 때는 음식을 통해서 보양해야 한다는 전통 사상이 맞물려서 우리나라를 세계적인 건강보조식품왕국으로 만드는 것은 아닌가 싶다.

2. 건강보조식품의 실질적인 문제점과 대처법

1) 암 전문의는 건강보조식품을 별로 권하지 않는다

"의사 선생님한테 물어보지 마. 아마 안 된다고 하실 거야."

"맞아. 의사들은 그런 거 싫어하더라. 그런데 왜 그렇게 싫어할까?"

건강보조식품은 무조건 나쁜가? 물론 반드시 그렇지는 않을 수 있다. 아직 밝혀내지 못했을 뿐 건강보조식품에 들어 있는 어떤 물질이 항암 효과를 낼 수도 있고, 면역력을 증강시켜 줄 수도 있을 것이다. 과거 아메리카 인디언들이 민간요법으로 이용하던 주목나무에서 추출한 성분으로 탁솔taxol이라는 항암제가 개발되었듯이 건강보조식품에서 항암 물질을 추출할 수도 있을 것이다. 이런 미지의 물질들을 찾아내려는 시도는 세계 곳곳에서 이미 수십 년 전부터 이루어지고 있다. 과거에는 효능이 없다고 여겨지던 것이 과학이 발전하면서 그 효능이 입증되기도 한다. 열린 마음으로 세상을 바라보면 현대의학은 늘 한계가 있고, 세상에는 아직 모르는 것 투성이다.

그런데 암 치료 전문의들은 대부분 건강보조식품을 싫어하고 권하지 않는다. 왜일까?

2) 과학적 검증은 되었는가?

암 전문의들이 건강보조식품을 싫어하는 첫 번째 이유는 건강보조식품들이 '과학적 검증'이라는 단계를 거치지 않아서이다. '과학적 검증'을 이해하기 위해서는 '근거 중심 의학evidence based medicine'의 개념을 알아야 한다.

중세 봉건시대부터 의학은, 도제식 교육으로 학문이 전수되면서 그 분야의 경험이 많은 대가의 한 마디에 의해 의학적 결론이 좌우되곤 했다. 즉 권위 있는 대가가 '이 질환에는 A라는 치료를 해야 한다'고 말하면 모두가 그 말 한 마디를 믿고 종교처럼 A라는 치료를 해 온 것이다.

하지만 수십 년 전부터 권위에 기댄 의료에서 벗어나 과학적이고 합리적이며 객관적인 의료 행태를 만들고자 하는 흐름이 생겨났고, 그 결과 근거 중심 의학이라는 개념이 생성되었다. 즉 어떤 치료를 할 때 '경험적으로 치료해 보니 효과가 있었다더라'가 아닌 '150명의 환자에게 A라는 치료를 해 보니 그 가운데 33%인 50명에게 효과가 있었고, 이 가운데 병이 완치된 사람은 10%인 15명이었다'는 식으로 '객관적인 근거evidence'가 있는지를 살피는 것이다. 체계적이고 객관적인 근거를 만들어 좀 더 좋은 치료법을 찾아내자는 것이 근거 중심 의학의 핵심 개념이다. 즉, 막연히 좋다더라가 아닌 과학적 검증을 통해 환자들에게 가장 좋은 치료를 제공해 주자는 취지이다.

현재 통용되는 거의 모든 의학 치료는 과학적 근거를 가지고 있고, 과학적 근거는 아래의 4가지 요소를 갖추어야 한다.

① 객관성 : 수치로 객관화되는 지표가 있다.
② 보편성 : 누가 해도 같은 결과가 나온다.
③ 재현성 : 여러 번 검증해 봐도 같은 결과가 나온다.
④ 윤리성 : 환자에게 윤리적으로 문제가 되어서는 안 된다.

그런데 건강보조식품은 이런 과학적인 근거를 가진 것이 많지 않다. 이 건강보조식품을 이용한 몇 명 가운데 몇 명이 효과를 보았고, 완전히 좋아진 사람은 몇 %이고, 이 가운데 부작용이 생긴 비율은 몇 %이고, 치명적인 부작용으로 사망한 경우는 얼마나 됐으며, 기존의 치료와 비교하여 통계적으로 얼마나 더 좋은지 등의 근거가 없다는 것이다.

부작용이 가장 적은 일반의약품 중 하나인 타이레놀을 약국에서 사더라도, 약과 함께 들어 있는 별도의 설명서에 빽빽하고 작은 글씨로 약의 효능과 부작용에 대한 설명 및 과학적인 근거가 나와 있다. 효능과 효과, 용법, 용량, 저장 방법, 사용기한은 물론 약의 금기증, 부작용, 주의 사항, 다른 약과의 상호 작용, 임산부에 대한 투여,

고령자에 대한 투여, 과량 투여 시 처치 등에 대한 설명도 있다. 이런 것은 이미 임상시험을 통해 객관적인 수치로 다 나와 있는 결과이다. 하지만 건강보조식품에는 이런 사항들이 자세히 나와 있지 않은 경우가 대부분이다. 이는 과학적 검증 과정이 부실하기 때문이다.

3) 적어도 해를 끼쳐서는 안 된다

의사들이 건강보조식품을 싫어하는 두 번째 이유는 'Do not harm', 즉 '환자에게 해가 되어서는 안 된다'는 의학의 불문율 때문이다.

의사 집단은 세계 어느 나라나 어느 시대나 가장 보수적인 집단이다. 새로운 치료법이 나왔다고 해도 그 치료법을 환자에게 바로 적용하지는 않는다. 의학의 윤리상 그 치료법이 정말 효과가 있는지, 치명적인 부작용은 없는지, 기존의 치료법보다 더 좋은지 등을 여러 임상시험을 통해 살펴보고, 기존의 치료법보다 좋고 부작용이 적다면 그제서야 표준 치료로 자리 잡는다. 이 과정이 몇 년씩 걸리곤 한다. 아무리 효과적인 약이라고 해도 치명적인 부작용이 있으면 퇴출되게 마련이다.

'시사프라이드'라는 약이 좋은 예이다. 이 약은 위장장애에 효과가 좋아 90년대에 대학병원과 개인병원에서 매우 널리 사용되었다. 효과가 좋아 많은 의사들이 처방을 하였다. 문제는, 치명적인 심장부정맥long QT syndrome이었다. 점점 처방 건수가 늘어나면서, 매우 드물게 발생하는 이 부작용 사례들이 점점 더 보고되기 시작하였다.

시사프라이드가 아주 드물지만 치명적인 심장부정맥을 일으킨다는 의학적 근거가 쌓이면서 제약회사에서는 시사프라이드의 생산을 중단해 버렸다.

약효가 좋았는데 너무 냉정하다고 생각할 수도 있다. 하지만 아무리 효과가 좋아도 환자에게 해가 되어서는 안 된다는 의학 윤리 때문에 시사프라이드라는 약은 이제 더 이상 생산되지 않는다. 만일 부작용이 있어도 효과가 부작용보다 훨씬 크거나, 다른 대체 약이 없으면 시사프라이드는 퇴출되지 않았을 수도 있었다. 하지만 환자에게 가해지는 위해危害, harm가 더 컸다고 판단되어 시사프라이드는 퇴출되었다.

건강보조식품을 대하는 의사들의 태도도 이와 비슷하다. 암환자들을 가장 가까이에서 접하는 사람이 의사인데 왜 환자들을 도와주고 싶지 않겠는가. 오랜 시간 얼굴을 보면서 정도 들고, 항암 치료를 함께 해 오던 환자인데 어찌 도와주고 싶지 않겠는가. 죽은 사람 소원도 들어준다는데 항암 치료 효과도 기대하기 힘든 말기에 효과가 있을지도 모르는 건강보조식품을 왜 주고 싶지 않겠는가. 지푸라기라도 잡아 보겠다는데…….

하지만 의사들의 마음 깊은 곳에 들어 있는 불문율인 'Do not harm'은 비록 환자에게 도움이 되진 못하더라도 적어도 해가 되진 말자는 것이다. 치료는 못해 줄망정 적어도 피해를 주어서는 안 된다는 것이다. 과학적으로 입증되진 않았지만 혹시나 있을지 모르는 효과를 위해 건강보조식품을 주었다가 부작용이 생긴다면 이는 환자를 해치는 행위이다. 말기암 환자의 생명을 오히려 재촉할 수도 있는 일이다. 뭐라도 한답시고 환자에게 피해를 주는 것보다는 아무 것도 안 하는 것이 더 낫다. 입증되지 않은 것은 모르는 것이고, 모르면 하지 않는 것이 낫다. 한 걸음 더 나아간다면, 입증되지 않는 것들은 과학적·객관적·윤리적으로 입증해야만 한다.

4) 무책임한 판매원

건강보조식품은 주로 방문판매나 전화 상담, 인터넷을 통한 판매를 하게 되는데, 문제는 이 과정에서 판매원이 의료 자문 행위까지 하는 경우가 있다는 점이다. 판매 과정에서 무슨 암이냐, 허리가 아프진 않느냐, 식사는 잘 하느냐, 기침을 많이 하느냐 이렇게 물어보는 것이 일반적인데 이런 것이 엄밀하게는 문진問診에 해당하는 의료 행위이다. 기침이 나면 이런 이런 것을 해야 한다고 권유하는 것은 의료 자문 행위이다. 모두 의료 행위들이다.

판매원은 의사가 아니다. 그런데도 마치 의사처럼 의료 자문 행위를 하곤 한다. 일부 환자들 가운데는 건강보조식품에 전적으로 의지하기도 하는 경우도 있는데, 이 때문에 암환자가 치료를 거부하여 치료 시기를 놓치는 등의 문제가 벌어지기도 한다. 특히 적극적으로 치료하면 암이 완치될 수 있는 환자가 치료를 거부하게 되는 것은 심각한 일이다.

환자를 가장 가까이에서 돌보며 환자에 대해 책임을 지는 사람이 아닌 건강보조식품 판매원이 의학적인 판단까지 내려 가면서 건강보조식품의 복용을 권하는 것은 심각한 문제이다. 그리고는 환자의 상태가 나빠지거나 부작용이 생기면 대부분 나 몰라라 하고, 이렇게 되면 환자들도 알아서 다시 병원으로 간다.

다이어트 식품으로 인해 콩팥 부작용이 생겨 평생을 투석해야 하는 일이 생겼다면 대부분 제품 회사에 문제 제기를 할 것이다. 하지만 건강보조식품을 찾는 암환자들은 암이 진행되어 결국에는 얼마 못 가 돌아가시는 경우가 많기 때문에, 부작용이 생겨도 원래 암환자여서 그러려니 하고 크게 문제 삼지 않는 경향이 있다. 건강보조식품을 판매하는 사람들은 이런 점을 잘 알고 있고 잘 이용하고 있다. 이러한 경우 부작용이 명백다면 제조 및 판매자는 제조물책임법製造物責任法에 따른 응분의 손해배상의 책임이 있다. 이러한 사실을 알리면 함부로 유혹하지는 못할 것이지만, 그렇지 못한 것이 현실이다. 현실은 늘 녹록치 않다.

5) 건강보조식품의 마케팅 전략

건강보조식품 마케팅은 대부분 사람들의 약점을 파고든다.

- 당신은 담배를 많이 피우니 ○○○을 먹어야 한다.
- 당신은 술을 많이 마시니 간을 위해 ○○○을 먹어야 한다.
- 당신은 비만이니 살을 빼기 위해 ○○○을 먹어야 한다.
- 당신은 암환자이니 면역력 보충을 위해 ○○○을 먹어야 한다.

이런 식이다. 그런데 조금만 생각해 보자. 담배를 많이 피우니 ○

○○을 먹어야 하는 것일까, 아니면 담배를 끊어야 할까? 건강보조
식품을 파는 입장에서는 사람들이 담배를 끊어서 건강해지고 ○○
○을 먹는 일이 없어지는 것이 좋을까, 아니면 계속 담배를 피우면
서 ○○○을 먹는 것이 좋을까?

　무엇이든 단시간 내에 빠른 성과를 만들어 내야 하는 조급한 한
국사회 속에서 우리는 직장과 일 때문에 너무나 바쁘게 지냈다. 여
유롭게 자기 건강을 챙길 시간을 가져 본 적이 별로 없다. 장시간 노
동과 야근을 미덕으로 여기는 불합리한 직장문화 때문에, 한국인의
노동 시간은 OECD 국가 중 최고이다. 서서히 나이는 드는 것 같은
데, 주변에서 아프다는 사람들 이야기도 들려오고, 몸은 더 챙겨야
할 것 같은데, 운동을 해 보자니 직장일 때문에 혹은 집안일 때문에
시간 내기가 만만치 않다. 과로를 당연하게 여기는 사회문화 속에서,
건강보조식품을 파는 사람들은 쉽고 간단하게 건강을 챙기라며 마
케팅을 한다. 그렇게 간단하게 먹는 것만으로도 몸에 좋아진다는데
혹할 수밖에 없다.

　우리나라의 독특한 유교 문화를 교묘히 이용하는 마케팅 전략도
있다. 다음의 사례를 보자.

집에서 막내로 자란 B씨는 회사일로 매일 야근을 하고 바쁘게 살
고 있다. 가족을 제대로 챙겨 본 것이 언제인지 기억도 나지 않을
정도이다. 그러던 중, 어머니가 위암 진단을 받고 위 전체를 잘라
내는 큰 수술을 받게 되었다.
'어머니가 위암이라니, 그동안 자식 키우느라 고생만 하셨는

데……. 먹고 살기 바쁘다는 핑계로 명절 때 제대로 찾아가지도 못하고, 가끔 어머니에게 전화가 오면 바쁘다며 퉁명스럽게 대했는데 호강 한번 못하시고 이런 큰 병에 걸리시다니. 큰형이 알아서 하겠지만 그래도 자식으로서 뭔가 해야 하지 않을까?'

그러던 중 B씨는 우연히 인터넷에서 광고를 보게 되었다.

〈암 수술 후 면역력을 증강시켜 주는 기적의 ○○○! 암에 걸린 소중한 부모님께 꼭 선물하세요.〉

'그래! 그동안 잘해 드린 것도 없는데, 자식 된 도리로 이것을 해 드리면 어떨까.'

이렇게 마음먹고 전화를 하여 가격을 물어보니 100만 원이란다. 비싼 것이 마음에 걸렸지만 큰맘 먹고 인터넷으로 ○○○을 구입했다. 직접 가져다 드릴 시간이 없어 어머니에게는 가지 못하고 택배로 물건을 보냈다.

며칠 뒤, 어머니에게 전화가 왔다. 잘 받았고 잘 드시겠다고 하신다. 언제 한번 오지 않느냐는 말에 회사 일 때문에 바빠서 갈 시간은 없다고 했다. 비싼 ○○○를 보냈으니 어머니가 좋아하시는 것 같고, 자식 된 도리는 했다며 스스로를 위안했다. 그러나 B씨의 어머니는 현재 위암 수술 후 장 마비증이 와서 금식 상태이고, ○○○은커녕 물도 전혀 드시지 못하는 상태이다. 결국 B씨가 100만 원을 주고 산 것은 마음의 위안뿐이었다.

가상의 사례지만 낯설게 느껴지진 않을 것이다.

6) 허위 과대 광고

건강보조식품은 의약품이 아니라 식품이다. 그런데 의약품과 같은 효능과 효과가 있다고 허위로 표시하거나 과대광고를 하는 경우가 많아 큰 문제이다. 일반인은 그 개념과 범위를 혼동하는 경우가 많아 사회적인 문제가 되곤 한다.

'의약품'이란 특정 부위의 질환 치료를 위해 투여하는 특정 성분이고, '건강보조식품'이란 식생활의 편중을 막고 부족한 영양소를 보충하는 것에 의해 건강을 유지하고 증진하기 위한 목적으로 이용되는 식품이다. 통증 치료에 사용되는 캡사이신capsaicin은 $C18H27No3$라는 화학식을 가진 약품이고, 캡사이신 성분이 풍부한 고추는 식품이다. 그 누구도 고추를 약품이라고 하지 않는다. 통증을 치료하겠다고 그 매운 고추를 한꺼번에 100개씩 먹는 사람도 없다.

그런데 건강보조식품은 100개씩 먹는 사람들이 생긴다. 건강보조식품이 식품인지 의약품인지에 대해 환자와 일반인들은 구분하기가 쉽지 않기 때문이다. 건강보조식품 중에는 캡슐이나 알약처럼 의약품과 유사한 형태의 건강보조식품이 있다. 게다가 약국에서도 건강보조식품을 판매하기 때문에 일반인들은 약인지 식품인지 구분이 더욱 어렵고 혼란에 빠질 수밖에 없다.

이를 이용해 일부 비양심적인 제조 판매업자들이 건강보조식품을 마치 의약품인 것처럼 약리 효능과 효과를 허위 과장 광고하여 오히려 건강을 악화시키는 일이 많이 발생하고 있다. 과학적으로 검증하라고 하면 식품이기 때문에 검증할 필요가 없다고 하고, 판매할 때에는 의약품인 것처럼 판매한다.

7) 지나치게 비싼 가격

일부 건강보조식품 판매업자의 경우 비정상적인 판매 방법으로 환자들을 우롱하고, 터무니없이 비싼 가격에 판매함으로써 환자들을 두 번 힘들게 하는 일이 많다. 자본주의사회에서 상품의 가격은 원자재 값을 감안하여 수요와 공급의 원리에 따라 결정된다. 하지만 일부 건강보조식품의 경우는 그렇지 않다. 비싼 것이 좋은 약이라고 생각하는 환자들의 심리를 이용하여 턱없이 높은 가격을 불러서 판매하는 경우가 많다.

왜 그렇게 비싸야만 할까? 신비로운 명약인 것처럼 광고를 하면서 비싸게 가격을 책정하면, 지푸라기라도 잡으려는 사람들은 혹해서 넘어가게 된다. 비쌀수록 효과가 좋다고 믿기 때문에, 터무니없이 비싸게 가격을 부를수록 사람들이 잘 속아 넘어간다. 가격이 싸면 오히려 사람들이 사지 않는다. 어차피 사람들은 건강보조식품을 구입할 때 논리적이고 이성적인 판단으로 사지 않는 경향이 있어서, 가격이 합리적인지를 이성적으로 판단하지 않곤 한다. 그저 비싼 것이 좋을 것이려니 생각하고 비싼 것을 찾는다.

돈이 남아 돌아서 죽기 전에 다 쓰고 죽어야 하는 사람들은 상관없겠지만, 문제는 보통 사람들이다. 일반적인 사람들에게 건강보조식품은 부담되는 금액이다. 간혹 부모님께 마지막 효도를 하고 싶은 마음에 카드 빚을 내는 가족들도 있다. 일단 카드 빚이나 사채에 손을 대게 되면 감당할 수 없는 후폭풍을 맞게 된다. 가뜩이나 병원비, 간병비 등으로 돈 들어갈 데가 많은데, 카드 빚을 내는 순간 그 가족은 돌이킬 수 없는 구렁텅이에 빠지곤 한다. 무슨 일이 있어도 사채나 카드 빚은 내면 안 된다. 알려지지 않아서 그렇지, 터무니없이 비싼 가격 때문에 피해가 만만치 않다. 건강 증진보다는 맹목적인 이윤 추구로 가뜩이나 힘든 암환자와 보호자들을 더 고통스럽게 하고 있는 것이다.

8) 안전성과 위생 문제는 괜찮을까?

건강보조식품은 특성상 많이 먹으면 먹을수록 더 좋다는 생각에 과잉 섭취할 우려가 있다. 건강보조식품은 식품으로 분류되다 보니, 적정 용량에 대한 개념이 없다. 그렇다 보니 엑기스 형태의 고농축 건강보조식품을 과량 복용하여 간독성이나 신장독성이 나타나는 일도 종종 발생하곤 한다. 하지만 건강보조식품을 먹은 환자 가운데 실제로 얼마나 많은 환자에게서 이런 부작용이 발생하고, 그 증상이 얼마나 심각한지에 대한 과학적 연구는 별로 없는 실정이다. 심지어 건강보조식품이 직접적인 문제인지 아니면 건강보조식품 제조 과정에서 들어간 불순물이 문제인지조차 파악하지 못하고 있다. 다만 진료실에서 의사들이 그동안 경험해 보기에 이상하게 간수치가 높은 경우 자세히 물어보면 건강보조식품을 먹은 경우가 극히 많더라 하는 것이다.

이들 일부 건강보조식품의 경우 식약처에서 정한 위생과 안전에 관한 기준이 없거나, 있더라도 제대로 지켜지지 않는 일이 많아 유통 과정에서 세균에 오염되거나 변질될 가능성이 있다. 제품의 위생과 안전은 책임지지 않은 채 암환자들의 건강을 위한다는 기업 윤리보다 영리 추구를 더 우선시하는 것도 큰 문제이다.

9) 건강보조식품 간단하게 가려내 봅시다

다른 사람 다 먹는데 나만 먹지 않으니 불안하고, 그렇다고 먹자니 담당 의사에게 좋은 소리 못 들을 것 같다. 그렇다면 건강보조식품은 어떻게 해야 할까? 건강보조식품을 가려낼 수 있는 방법은 무엇일까?

건강보조식품의 위해성을 판단하는 기준은 지극히 상식적이고 간단하다.

- 그 분야의 여러 전문가에 의해 검증되었는가.
- 과학적 근거와 개인의 경험 중 어떤 것을 강조하여 광고하는가.
- 비교적 많은 사람들이 사용하였는가.
- 가격의 합리성 : 가격이 지나치게 비싸지는 않은가.
- 성분과 함량이 분명하게 표기되어 있는가.
- 원산지가 표기되어 있는가.
- 유통기한은 제시되어 있는가.
- 식약처의 허가를 받았는가.
- 생길 수 있는 부작용에 대해 표기해 놓았는가.

하나하나 놓고 보면 새로운 내용도 없고, 지극히 상식적인 이야기이다. 하나하나 따져 보아야 한다. 반면, 다음과 같이 말하는 건강보조식품 판매원은 사기꾼일 가능성이 많다.

- 담당 의사에게 이야기하지 말고 비밀로 하라.
- 비쌀수록 효과가 좋다.
- 모든 암에 효과가 있다.
- 병원에서 받는 치료를 중단하라.
- 카드는 안 되고 현금 결제만 된다.

결국 상식적인 수준에서 이성적으로 판단하면 된다. 잘 모를 때는 담당 의사에게 직접 물어보는 것이 가장 좋고 확실하다. 간혹 건강보조식품 판매자 중에는 의사에게 말해 봤자 쓸데없는 것이니 먹지 말라고 한다며 아예 물어보지 말라고 하거나 담당 의사가 물어보면 먹지 않는다고 말하라고 시키기도 한다. 환자와 의사 사이를 이간질하는 것이다. 하지만 이런 사고방식은 매우 위험하다. 담당 의사에게는 숨기지 말고 모든 걸 털어놓고 지내야 한다. 마지막까지 도움을 줄 사람은 결국 의사이기 때문이다.

그래도 먹어야 할지 말아야 할지 판단이 서지 않는다면 세 살짜리 어린아이에게 먹이는 것은 먹어도 되고, 세 살짜리 어린아이에게 먹이지 않는 것은 먹지 않아야 한다고 생각하면 된다. 굼벵이엑기스, 녹용엑기스, 자라즙 이런 것들은 몸에 좋다고 소문 나 있지만 세 살짜리 어린아이에게 먹이지 않는다. 왜 세 살짜리 어린아이에게 먹이지 않을까? 세 살짜리 어린아이도 어른이 먹는 것은 거의 다 먹지 않는가? 이렇게 생각해 보면 답이 쉽게 나온다. 세 살짜리 어린이는 어른들이 먹는 음식을 다 먹을 수 있지만, 툭하면 감기에 걸려 열이 나고, 음식 잘못 먹으면 금방 배탈 나고 병원 신세 질 일이 많다. 세 살짜리 어린이는 보호자가 관심을 가지고 돌봐주어야 한다. 암환자도 마찬가지이다. 암환자도 괜찮을 때는 괜찮지만, 툭하면 열이 나고 병원 신세 질 일이 많다. 암환자는 보호자가 관심을 가지고 돌봐 주어야 한다. 세 살짜리에게 먹이는 것은 암환자가 먹어도 된다고 생각하면 된다.

또한 암에 걸리면 주변 사람들이 이것저것 가져다 주어 곤란한 경우도 많을 것이다. 정성과 마음이 있는데 먹지 않기도 그렇고, 담당 의사는 절대로 먹지 말라고 했는데 먹자니 선뜻 내키지 않는다. 이럴 때는 사사로운 정에 얽매여서는 안 된다. 과감히 먹지 말자. 내 몸이 더 소중하기 때문이다. 사 온 사람들의 정성이 있어 매정하게 뿌리치기 어려우니, 이런 경우에는 의사 핑계를 대면 된다. 정성은 무척 고마운데, 의사가 이런 것을 먹지 말라고 했다고 완곡하게 거절하면 된다.

물론 건강보조식품을 먹는다고 모두 부작용이 생기는 것은 아니다. 하지만 부작용이 생겼을 경우 누구를 원망하겠는가? 결국 부작용이 생겼을 때 고생하는 것은 다른 사람이 아닌 환자라는 것을 기억해야 한다. 주변에서 아무리 많은 말을 해도 환자 스스로 흔들리지 않고 현명하게 다스리면 된다. 누구도 나 대신 아파 주지 않는다.

주변 사람이 건강보조식품 선물로 준다고 하면, 100만 원짜리 건강보조식품을 사 오지 말고 100만 원을 현금으로 달라고 해 보자. 농담처럼 들릴 수도 있는데, 그 편이 차라리 낫다. 돈을 받아서 그

돈으로 그동안 하고 싶었는데 못 했던 것들을 실컷 해 보자. 멋진 레스토랑에도 가 보고, 친구들 모아 놓고 근사한 곳에서 한턱 멋지게 내 보자. 좋은 디지털 카메라나 캠코더를 사서 가족들과 기억에 남을만한 사진들도 많이 찍고, 그것으로 가족 앨범도 만들어 보자. 감동 깊게 읽었던 책을 사서 주변 사람들에게 한 권씩 선물도 해 보자. 책 겉장에는 간단한 편지를 써서 함께 선물 해 보자. 살면서 할 수 있는 일들 중에서 건강보조식품 먹는 일보다 더 중요하고 기억에 남을 만한 일들이 세상에는 너무나 많다. 중요한 일과 중요하지 않은 일을 구분해 내야 한다. 무엇이 나에게 중요한 일인가를 잊어서는 안 된다.

3. 민간요법과 보완대체의학

1) 기적의 민간요법

다음은 한 일간지에 실린 민간요법 광고이다.

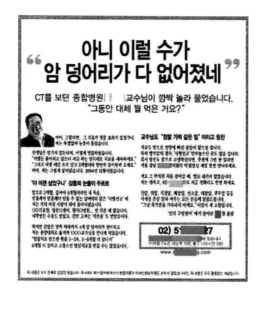

이런 종류의 광고를 많이 접해 보았을 것이다. 대단하지 않은가? 좀 더 자세히 살펴보자. 이들이 내세우는 논리는 대부분 다음과 같다.

〈그림1〉 환자의 마음을 흔드는 민간요법 광고

- 자기들만이 가지고 있는 특별한 비법이 있다.
- 병원에서 포기한 말기암 환자도 이 비법으로 깨끗이 완치되었다.
- 사형선고를 내렸던 담당 의사도 깜짝 놀랐다.
- 일부 양심적인 의사들은 이 약의 효능을 인정하고 있으나 기존 학계에서는 다른 여러 가지 이유를 들어 외면하고 있다.
- 실험실에서 효능이 입증되고 있고, 유명한 외국 의학 잡지에 보고되었다.
- 선진국에서는 이미 효능을 인정받아 사용 중인데, 우리나라에는 아직 들어오지 못했다.
- 몇 년 뒤에는 정식으로 식약처 허가를 받을 예정이다.
- 아무나 이 비법의 혜택을 받을 수 있는 것이 아니다. 당신은 선택 받은 사람이다.
- 병세가 더 악화되기 전에 서둘러 치료를 시작해야 한다.

이쯤 되면 정말 솔깃하지 않은가?

이와 비슷한 논리는 다른 곳에서도 찾아 볼 수 있다. 최근 사회 문제가 된 부동산 투기 속에서도 이와 비슷한 논리가 있다. 토지 개발이 이루어지는 곳에 난무하는 기획부동산, 떴다방에서 내세우는 논리는 이러하다.

- 자기들만이 가지고 있는 고급 개발 정보가 있다.
- 1,000만 원을 투자했다가 10억대 보상을 받은 사람이 있다.
- 이미 이와 유사한 개발로 인해 어디 어디에 100억대 토지 부자

가 된 사람이 있다.

- 이 개발 정보가 누설되면 땅값이 올라 개발에 차질이 생기기 때문에, 철저히 비밀에 부쳐지고 있다.
- 현재 토지 조사가 진행중이고, 곧 개발 초안이 나올 예정이다.
- 아무나 이 투자에 참여할 수 있는 것은 아니고, 이 투자에 참여하게 되는 당신은 선택 받은 사람이다.
- 더 알려지기 전에 서둘러서 투자해야 한다.

매우 비슷한 논리이다. 결국 스스로 곰곰히 잘 판단해 볼 일이다.

이런 민간요법 홍보하는 사람들은 홍보용 전단지를 만들어서 대학병원 입원실에 뿌리고 가기도 한다. 한 번은 궁금해서 병실에 있는 모 회사의 전단지를 보고 직접 전화를 해 본 일이 있었다. 얼마냐고 물으니 한 달에 500만 원 정도 생각하면 된다고 한다. 비싸다고 했더니 바로 호통을 친다. '비싸다고 생각하면 안 된다. 소중한 생명이 왔다 갔다 하는 문제에 돈 몇 푼을 아껴서 되겠느냐. 암환자를 생각하기는 하느냐. 하나뿐인 부모님에게 그렇게 하면 안 된다'는 것이었다. 그래서 되물었다. 그렇게 좋은 약이면 값을 싸게 하여 많은 사람이 효과를 보게 해야 하는 것 아니냐고. 그랬더니 원래 비쌀수록 좋은 약이고, 최고급 원료만 취급하기 때문이라는 이유를 댔다.

이상한 것은 몸이 아프면 이성적인 판단이 어려워진다는 것이다. 많이 배운 사람도, 심지어 대학교수라는 사람도 이상한 논리에 휘말려 혹하는 경우가 많다. 실제로 앞의 광고지에 있던 암환자는 '○○산'이라는 민간요법을 한 환자이다. 암이 빠르게 자라다가 괴사가 되면서 일시적으로 암덩어리가 떨어져 버렸는데, 이것을 보고 '○○

산'의 항암 효과라고 기적과 같이 암이 줄어든 사례라고 광고를 했다. 그 환자분은 광고에 나오고 몇 주 뒤에 암이 커지면서 사망했다.

대부분의 경우 돈 버리고, 몸 버리고, 마음 상하고, 하소연할 곳마저 없어지면 다시 병원으로 돌아온다. 독한 항암 치료 안 하고 산속에 들어가서 민간요법, 자연 치유 하겠다고 큰소리치고 갔다가도, 몸이 망가지면 다시 병원에 오게 되어 있다. 백 번 양보해서 돈만 버리는 것은 상관 없다. 돈이야 있다가도 없고, 없다가도 있는 것이라고 생각해 버리면 그만이다. 하지만 몸 버리고 마음이 상하면 쉽게 회복이 안 된다. 환자의 마음을 흔드는 민간요법 광고를 볼 때에는 그들이 원하는 것이 나의 건강인지 나의 돈인지 이성적으로 잘 판단해야 한다. 암환자와 가족은 호갱님이 되기 쉽다.

2) 민간요법에 빠져드는 이유

(1) 의사와의 신뢰 부족

그래도 환자와 가족 입장에서는 민간요법에 마음이 혹할 수밖에 없다. 환자들이 민간요법에 빠져드는 가장 큰 이유는 아마도 의사와 환자간 대화와 신뢰 부족 때문이다. 시간 여유가 생겨 환자들과 조금 대화를 나누다 보면 느낄 수 있다. 민간요법이 왜 나쁜지에 대해 차근차근 설명해 주면 열에 아홉은 끄덕끄덕한다. 충분히 시간을 가지고 이야기하면, 무엇을 조심해야 하고, 무엇이 중요한 것인지를 이해한다. 문제는 시간이다. 짧은 외래에서 충분한 시간을 갖고 환자들에게 말해 주기가 쉽지 않다. 앞 환자와의 대화가 길어지면 다음 환자의 대기 시간이 길어질 수밖에 없다. 한 환자와 그렇게 오래 대화를 나누다 보면 외래가 지연되고, 다른 환자의 진료 시간이 줄어들 수밖에 없다.

서울 대형 병원 외래의 경우, 한 환자를 5분 이내에 봐야 한다. 즉 5분간 병력을 청취하고, 각종 검사 결과를 챙기고, 질병 상태를 평가하고, 치료 계획을 짜고, 의무 기록까지 남겨야 하는 것이다. 환자들이 궁금해 하는 민간요법에 대해 상세히 이야기할 시간이 주어지겠는가. 그러니 무조건 하지 말라고 한 마디로 일축하는 수밖에.

그러다 보니 돌아오는 것은 의사에 대한 환자의 불만족이다. 의사는 의사대로 최선을 다해 진료하는데, 환자는 환자대로 만족하지 못한다. 이는 마치 같은 배를 타고 다른 곳을 바라보며 노를 젓는 것과 같다.

사람과 사람 사이에 대화가 없으면 절대로 신뢰가 쌓이지 않는다. 많은 시간을 만나면서 대화를 나누고 공동의 목표로 함께 나아갈 때 신뢰가 쌓인다. 하지만 불행하게도 우리의 의료 현실은 환자와 의사가 대화를 나누고 신뢰를 쌓을 수 있게 내버려두지 않는다. 우리나라의 의료보험은 짧은 시간에 많은 환자를 보고 많은 검사를 하도록 강요할 뿐이다. 저렴한 진료를 받는다고 좋아할 일이 아니다. 신뢰가 쌓이지 않기 때문에 불신에 따른 사회적 비용을 민간요법에 쓰는 것이다. 엉뚱한 곳에 돈을 써서 그렇지 결국 쓸 돈은 다 쓰게 된다. 환자들에게는 이야기를 들어줄 누군가가 필요하다. 누군가와 이야기 나누고 의지하고 싶고 기대고 싶은 것이 환자의 마음이다. 하지만 현실적으로 환자들이 의사를 믿고 의지할 만한 여건이 안 되는 경우가 많다.

그런데 민간요법을 하는 곳에 가면 쌀쌀맞은 의사들과는 달리 환자의 이야기를 잘 들어 준다. 아프다고 하면 공감해 주고, 대화도 많이 하고, 이해하기 쉽게 설명도 잘해 준다. 환자가 힘들어 하는 부분이 무엇인지, 무엇을 원하는지 잘 이해한다. 상식이나 이성적으로는 끌리지 않지만 자주 가다 보니 마음이 편해지는 걸 어쩌겠는가. 원래 동서고금을 막론하고 불친절한 사기꾼은 없다. 사기꾼은 늘 친절하고, 사람들의 마음을 잘 사로잡는다.

(2) 공적 시스템에 대한 불신

민간요법에 빠져들게 되는 다른 이유는 공적 시스템에 대한 우리나라 사람들의 불신 때문이다. 설명하기가 쉽지 않은데, 사교육 과열에 빗대어 설명을 하면 이해가 쉽다.

몇 년 전에 외국어고등학교 입시 개혁의 문제가 사회적인 이슈가 된 적이 있다. 외고 입시 문제가 중학생 수준에서 너무 어렵다 보니, 외고 입시를 준비하기 위한 사교육이 성행하고 있고, 이것이 가계에 큰 부담이 될 뿐 아니라 학교 교육 파행의 원인이 된다는 것이다. 사교육은 단순히 개인의 선택의 문제를 떠나서, 이미 심각한 가계 부담의 원인이 되었고, 급기야는 국가적인 문제로 떠올랐다. 규모조차 알 수 없는 수십조 원의 시장이 이미 형성되어 있고, 지금 이 순간에도 자녀 학원비를 보태고자 아빠들은 밤에 대리운전을 하며 투잡을 하고, 엄마들은 고된 식당일도 마다하지 않는다. 이 문제를 해결하겠다고 교육정책은 매년 바뀌고 있고, 그럴 때마다 학생들과 학부모들은 불안해 하고, 의지할 곳이 없으니 더욱 사교육에 매달리게 된다.

사교육 잡는다는 정책이 나올수록 사교육 시장은 점점 커져 간다.

자식을 조금이라도 좋은 대학에 보내고 싶어 하는 학부모들의 마음은 당연한 것이다. 다만, 이를 이용한 상술을 만나면서 부메랑이 되어 돌아왔고, 이제는 어찌할 수 없는 괴물이 되어서 학부모들의 마음을 짓누르고 있다. 사교육비가 부담스럽다고 하면서도, 내 아이를 위해서는 남들보다 더 많은 사교육을 시켜야 하지 않을까 하는 마음을 갖게 되고, 학교 교육만 믿고 있다가는 좋은 대학에 못 갈 거라 생각한다.

암환자를 진료하다 보면, 이러한 사고방식을 갖고 있는 사람들을 쉽게 접하게 된다. 남편이나 부모를 암환자로 둔 40~50대의 여성분들이 특히 그러하다. 사교육을 믿고 공교육을 불신하는 이들은 공적인 시스템인 정규 병원 진료만으로는 부족하다고 생각하는 경향이 있다. 이들은 교육에 플러스 알파가 필요하듯이, 암 치료에도 정규 병원 진료만으로는 2% 부족하고, 좋은 치료 성적을 거두기 위해서는 건강보조식품, 민간요법과 같은 보완대체의학이 필요하다고 생각한다.

즉, 필자가 느끼기에 이분들의 사고방식은 아래와 같다.

- 병원 진료 = 공교육
- 보완대체의학(건강보조식품, 민간요법) = 사교육

비싼 학원에는 뭔가 더 특별한 것이 있듯이 비싼 건강보조식품이 더 좋을 것이라 생각하며, 학부모 모임을 만들어 학원 정보를 교환하듯 보호자모임을 만들어 민간요법에 대한 정보를 교환한다. 이들은 심지어 담임선생님에게 촌지를 주어야 우리 애를 잘 봐주듯이, 주치의에게 돈봉투나 선물을 건네야 우리 환자를 더 잘 봐줄 거라 생각하기도 한다. 이러한 성향은 보호자의 학력과 무관해 보이며, 경제력과도 무관해 보인다. 아이들을 어느 학원에 보내는 것이 좋은지 학교 담임선생님과 상의하지 않듯이, 어떤 건강보조식품을 먹는 것이 좋은지 담당 주치의와 상의하지 않는다. 잘못된 건강보조식품으로 간수치가 나빠지고 의사로에게서 뭐 다른 것 먹은 것 있냐는 추궁을 받아야만 그때서야 실토하곤 한다.

학원에 사교육 상담을 받으러 가면, 여태까지 아이한테 이런 것도 안 가르치고 부모가 뭐했냐, 다른 집 아이들은 이미 이만큼 진도가 나가 있다, 요즘에는 이런 것 안 하면 대학을 갈 수가 없다, 우리 학원에서 일류대학을 몇 명 보냈다 하는 말을 듣는다. 부모의 불안감을 부추긴다. 사교육 상담을 한 번 받고 나면 나는 부모로서는 뭘 했나 하는 자괴감이 들기 마련이다. 사교육은 부모의 불안감을 먹고 자란다.

민간요법도 그렇다. 민간요법 상담을 받으러 가면 암환자분께 이런 것도 안 해드리고 뭐했냐, 이미 다른 환자분들도 다 이런 것 한다, 병원 치료만 받아서는 암이 완치되지 않는다, 우리 민간요법 해서 완치된 분들이 많이 있다 이런 이야기를 듣는다. 민간요법 상담을 한번 받고 나면 보호자는 불안해지고 자괴감이 들기 마련이다. 민간요법도 보호자의 불안감을 먹고 자란다.

사실 우리나라 교육 시장과 의료 시장은 많은 부분이 닮아 있다.

— 국가에서 전체를 통제한다는 점

— 원칙과 철학보다는 여론에 의해 쉽게 좌우된다는 점

— 이해당사자가 너무 많고 각자의 입장이 다 다르다는 점

— 수십 년간 공적인 시스템이 이상한 방향으로 변해 왔다는 점

— 보호자(학부모)가 환자(학생)를 의사(교사)에게 전적으로 맡겨
  야 한다는 점

— 병원(학교)이나 의사(교사)의 역량에 따라서 치료 결과(입시
  결과)가 달라질 수 있다는 점

— 정부에서는 의료(교육)는 모두 똑같은 의료(교육)이라며 같은
  진료비(교육비)를 획일적으로 저렴하게 받는다는 점

— 보호자(학부모)들은 좋은 결과를 위해 추가로 사비를 들일 의
  향이 있다는 점

— 보호자(학부모)들 불안하게 만드는 사람들이 있다는 점

— 새로운 암환자가 계속 생기고(새로운 학생들이 계속 입시를 보
  게 되고) 암환자분이 돌아가시고 나면 (대학을 보내고 나면) 다
  들 관심이 없어지는 점

그러다 보니 집 근처 병원을 놔두고 좋다는 병원을 찾아 멀리 지
방에서 서울로 올라오는 환자들이 생기고, 좋다는 학교를 찾아 지방
에서 강남으로 이사를 오기도 한다. 이러한 보호자들의 마음을 비난
하고 싶은 생각은 없다. 하지만 근거 없는 맹목적인 사교육이 오히
려 아이를 망치고 피해를 일으킬 수 있듯이, 근거 없는 맹목적인 보
완대체의학 역시 환자들에게 큰 피해를 줄 수 있다.

여기에서 짚고 넘어갈 점 몇 가지가 있다. 국가적으로 매년 수십조 원의 돈을 사교육이나 보완대체의학에 쏟아 붓고 있는 데 비해 그만큼 효과들은 보고 있는 것일까? 과연 수십조 원의 돈이 사교육이 들어간 만큼 우리나라 학생들은 우수해졌고 수십조 원의 돈이 민간요법에 들어간 만큼 우리나라 암환자 치료 성적은 좋아졌을까? 초등학교 학생에게 미적분을 가르치는 선행학습이 실제 좋은 대학 입학으로 이어졌을까? 어차피 학원 안 다녀도 서울대 들어갈 정도로 우수한 학생들만 골라 받아서 학원 교육을 시킨 뒤에 학원 덕분에 서울대 갔다고 주장하는 것은 아닐까? 무조건 비쌀수록 좋은 학원이 아니듯이, 보완대체의료도 비쌀수록 좋은 것은 아닐 텐데, 가격은 합리적인 것일까? 그 효과에 대해서 고민은 하고 사용하는 것일까?

하지만 사교육의 현실에서 보듯이, 무언가 특별한 플러스 알파를 찾아다니는 사람들에게는 병원 치료만 열심히 받아도 충분하다고 말해 봐야 이야기가 잘 먹히지 않는다. 우리나라처럼 공적인 시스템에 불신을 갖고 있는 상황에서 벌어지는 독특한 문화 현상이다. 공적 시스템이 잘 갖추어진 선진국일수록 사교육도 적고, 보완대체의료도 적다.

분명한 것은 검증되지 않은 보완대체요법은 환자에게 악영향을 주기도 한다는 점이고, 무언가 특별한 플러스 알파를 이야기 하는 상술에 놀아나서는 안 된다는 점이다.

(3) 과도한 불안감과 두려움

"비타민 D는 좋나요?"

"나쁠 건 없겠지만, 특별히 좋을 것도 없어요. 논문 결과들도 제각각이에요."

"그러면 개똥쑥이 좋다는데 먹어 볼까요?"

"도움 안 돼요.".

"그러면 ○○버섯은요? 사실 100만 원어치 주문을 해 놨거든요. 그건 먹는 거니까 괜찮지 않을까요?"

"그것도 한참 몇 년 전에는 환자분들이 많이 물어봤는데, 요즘은 별로 물어보는 사람이 없네요. 유행이 지났나 봐요. 아니면 ○○버섯 팔던 사람이 요즘은 다른 것을 팔고 있든가."

"한방○○치료는 괜찮겠죠? 우리 엄마 어떻게 해서든 낫게 해야 하는데… 저는 엄마 없으면 살 수가 없단 말이에요…."

내가 암에 걸렸는데 혹은 내 사랑하는 가족이 암에 걸렸는데, 암에 좋다는 것에 관심을 갖고 정보를 찾아보는 것은 당연한 일이고 자연스러운 현상이다. 치료를 잘 받기 위해서는 좋은 정보를 많이 가지고 있어야 하고 공부를 많이 해야 한다. 하지만 세상 모든 일에 있어서 지나치면 모자람만 못하듯이, 항상 상식과 정도를 넘어서는 것이 문제이다.

암에 좋다는 것을 정말 열심히, 너무나 지나치게 열심히 찾아 헤매는 사람들이 있다. 이런 사람들은 하루 종일 인터넷 서핑을 하면서 정보를 얻으려 하고, 무엇이든지 하지 않으면 못 견딘다.

엄밀하게 말해서 이런 사람들은 암에 좋다는 것을 찾아다니는 것이 아니라, 자기 내면의 불안감과 두려움을 채워 줄 무언가를 찾는 것이다. 비유가 이상하게 들릴지 몰라도 여자들이 명품 핸드백을 사고 싶어 하는 것이나 남자들이 비싼 외제차를 찾는 심리도 비슷하다. 겉으로는 명품 핸드백을 사는 것이지만, 속으로는 마음속의 결핍을 충족시킬 무언가를 사는 것이다. 명품 핸드백을 사는 것이 아니라 '나, 이 정도 비싼 명품백 들고 다닐 수 있는 여자야, 그러니까 나 무시하지 마' 이런 자기 위안을 산다. 남들도 다 명품백 하나씩 있는데, 나만 명품백 없으면 그 집단에서 인정받지 못하고 따돌림 당할 것이라고 두려워한다. 당연히 터무니없이 비쌀수록 잘 팔린다. 명품백을 만드는 회사는 핸드백을 판매하는 것이 아니라 '사회적 신분'을 비싼 가격에 판매한다. 하지만 많은 사람들은 자신이 명품 핸드백을 산다고 믿지, 자신의 심리적 결핍이나 불안감 때문에 비싼 돈을 주고 사회적 신분을 산다고 생각하지 않는다.

자기 내면에 불안감이 얼마나 깊게 자리잡고 있는지, 왜 그리 불안해 하는지, 마음속의 결핍은 무엇인지, 무엇이 두려운 것인지, 왜 두려운 것인지, 자기 자신을 들여다보는 것이 더 중요하다. 중요한 것은 항상 눈에 보이지 않는다. 본질적으로 중요한 것도 눈에 보이지 않지만, 우리는 본질을 바라보아야 한다. 상식적인 수준을 넘어서 암에 좋다는 것을 과도하게 찾는 데에는 그만한 이유가 다 있다. 몰라서 그렇지 원인 없는 결과는 없고, 모든 일에는 다 원인이 있다.

자신이 느끼는 두려움과 결핍의 본질을 깨닫고 나면 자신이 왜 그렇게 암에 좋다는 것에 집착하는지도 알게 된다. 대부분은 잘해 주지 못한 것에 대한 후회, 죽음에 대한 공포, 이별에 대한 두려움, 스스로 독립적으로 생활하지 못할 것에 대한 두려움, 어렸을 때 받았던 무의식적 상처 등이 원인이다. 암에 좋다는 것들을 찾으려 인터넷을 헤매고 있으면 시간은 참 잘 간다. 그 시간 동안은 불안함과 두려움을 잠시 잊을 수 있겠지만, 근본적인 해결책은 아니다. 돌아서면 더 큰 불안감과 두려움이 몰려온다. 환자에게 잘해주지 못한 것에 후회가 된다면, 인터넷을 찾아보고 있을 게 아니라 지금이라도 환자에게 잘해 주어야 한다. 컴퓨터 모니터를 쳐다보고 있을 게 아니라, 환자 얼굴을 쳐다보고 있어야 한다.

자기 자신의 숨겨진 내면에 대해 깨닫고 나면, 정말 중요한 것은 가까이 늘 있어 왔다는 것을 알게 된다. 그 많은 암에 좋다는 것들도 허울뿐인 것을 알아차리게 된다. 그것이 잘 안 되기에 비싼 돈 내고 건강보조식품과 민간요법에 의지하려는 것이다. 불안함을 이용하는 상술은 나쁘지만, 환자나 보호자가 느끼는 불안감은 사실 더 나은 미래를 원하는 간절함의 표상이다. 지금이라도 자신의 내면의 소리에 귀를 기울여야 한다. 암에 좋다는 것도 적절한 선에서 알아봐야지 지나치게 집착하는 것은 좋지 않다.

3) 외국의 보완대체의학

'미국이나 일본 어디어디의 유명한 ○○○ 박사가 연구 중이고, 선진국에서는 이미 상용화되고 있다.'

민간요법이나 건강보조식품을 광고할 때 꼭 등장하는 문구이다. 실제로 우리나라의 암 치료 의료 수준이 세계적으로 뒤처지지 않음에도 불구하고, 많은 사람들이 아직도 미국이나 일본, 유럽이라고 하면 우리보다 의료 수준이 우수한 줄 안다. 하지만 실제로는 그렇지 않다. 그렇다면 외국의 민간요법이나 건강보조식품 현황은 어떠할

종 류	내 용
신체적 활동	지압술, 카이로프랙틱요법, 물요법, 마사지, 태극권, 요가
감각적 운동	아로마요법, 예술요법, 미술치료, 음악치료, 유머치료
심리적 치료법	바이오 피드백, 명상요법
식이 및 한방요법	식이요법, 약초요법, 동종요법, 한방요법
생물학적 치료법	킬레이션요법, 오존요법
외부 에너지 힘	전자기 치료법, 신앙 치료법, 샤머니즘, 안수 치료
전통적 치료법	침술, 봉독

출처 : 『암 진료 가이드』, 김노경 외, 일조각, p.36

까?

외국의 경우 우리나라와 문화가 달라 건강보조식품은 활성화되어 있지 않다. 반대로 말해 우리나라만 유난히 건강보조식품을 찾는다는 것이다. 대신 민간요법과 비슷한 개념으로 보완대체의학 complement alternative medicine이라는 것이 있다. 보완대체의학은 보완의학, 대체의학 통합의학, 보완대체의학 등의 다양한 용어로 불리고 있다.

보완대체의학이란 기존의 정통 의학(병원에서 사용되는 의학)을 보완하고 대신한다는 의미로 사용된다. 병을 치료하기보다는 증상의 경감을 위해 사용되며, 신체나 정신 상태를 좀 더 향상시키기 위한 방법으로 기존 제도권 의학의 한계를 극복하려고 한다는 것이다.

보완대체의학은 기존 의학이 가진 한계점을 극복하기 위해 기존 의학과는 다른 패러다임으로 접근한다. 보완대체의학은 병원에 다니면서 기존 의학에 불신을 갖게 되는 환자들에게 어필할 수 있다. 하지만 대부분 과학적으로 검증되지 않은데다 정작 병원에서 받아야 할 치료를 받지 못하게 만들어 외국에서도 환자에게 오히려 해가 되는 경우가 많다.

의학 논문을 제공하는 '퍼브메드pubmed'라는 사이트에 접속하여 'complement alternative medicine'에 대해 검색해 보면 수백 건의 논문이 나온다. 외국에서도 암 치료에 있어 현대 의학의 한계를 느끼고 있고, 이를 극복하기 위해 다양한 시도를 하고 있다는 의미이다. 그런데 외국의 보완대체의학은 우리나라와는 많이 다르다. 외국의 보완대체의학의 특징은 다음과 같다.

① 우리나라는 먹는 음식이 주된 반면 외국은 명상, 요가, 미술치료, 음악치료 등이 주를 이룬다.
② 유명한 암 치료 전문 대형 병원에서 주도적으로 연구되고 있다.
③ 기존의 현대 의학과 병행하여 이루어진다.
④ 보완대체의학으로 윤리적인 임상시험을 하고 과학적 검증을 한다.
⑤ 환자에게 자비로 많은 돈을 요구하지 않는다.

제도권 의학, 현대 의학, 정통 의학만이 전부는 아닐 것이다. 이를 보완하기 위한 시도는 바람직하다. 하지만 과학적인 방법론에 의거하여 보완대체의학을 체계적으로 연구하고 과학적인 근거를 찾아나가는 것이 중요하다. 보완대체의학을 무분별하게 적용할 것이 아니라 임상적으로 명확한 적응증과 금기증을 찾아야 할 것이다.

4) 암 치료에 있어 한약의 역할

"선생님, 이번에 제 동생이 한약을 한 첩 달여 왔는데요, 먹어도 되지요?"

"왜 드시려고 하시지요?"

"몸에 좋다고 하니까…. 이게 그렇게 좋다던데요? 그리고…, 동생이 비싼 돈 들여서 정성껏 해 왔는데 어떻게 안 먹나요."

암 치료를 받는 환자들 가운데는 한의원에 가거나 한약을 먹는 경우가 적지 않다. 실제로 한약을 먹고 눈에 보이던 주먹만 한 암 덩어리가 살짝 줄어드는 경우도 있다. 일부 림프종의 경우가 그럴 수 있는데, 이는 한약에 있는 스테로이드 성분 때문이다. 한약에는 림프종 치료에 쓰이는 스테로이드 성분이 포함되어 있는 경우가 있다. 이 경우 한약 속의 스테로이드가 림프종 암 덩어리를 약간 줄어들게 하거나 몸 컨디션이 좋아지는 것처럼 느끼게 할 수도 있다. 환자 입장에서 볼 때는 놀라운 일일 것이다.

한약 성분에도 우리가 아직까지 알지 못하는 항암 성분이 들어 있을 수 있다. 실제로 천지산이라는 것이 그렇다. 천지산은 조선시대

때 사약으로 이용되던 것으로, 주성분은 비소^{argsine}이다. 비소는 독성 중금속인데, 세포에 독성이 있기 때문에 항암 효과가 있다. 최근에는 비소가 실제로 다발성 골수종에 항암제로도 쓰이고 있다. 그럼에도 불구하고 암을 전공하는 의사들은 암을 치료하는 데 있어 한약을 권하지 않는다. 의사들이 한의학과 한약을 달가워하지 않는 데는 다음과 같은 이유가 있다.

(1) 비방

좋은 치료 방법을 '비방秘方'이라고 하여 혼자만 가지고 있어서는 안 된다. 새로운 의학 지식을 독점하여 그것을 통해 부를 축적하는 행위는 바람직하지 않다. 새로운 의학 지식은 많은 이들에게 공개되어야 하고, 그 분야의 전공자들과 함께 고민하고 토론하고 검증하고 그것을 체계화하여 더 많은 환자가 도움을 받게 해야 한다.

현재 외국에서 개발 중인 신약이나 새로운 임상시험은 그 결과가 나오는 즉시 인터넷으로 공개된다. 전문가의 검증을 거친 후 논문으로 출판된다. 국제적인 학회에서 보고되고, 학회에서 세계 각국의 의사들이 한자리에 모여 이에 대해 토론한다. 임상의들은 학회에 가 새로운 지식들을 습득하여 이를 진료실에서 활용한다. 이런 정보 공유의 시대에 '비방'이라니. 좋은 치료법을 왜 혼자서만 독점하려 하는가. 그렇게 좋은 치료라면 모든 사람에게 공개해서 가급적 전세계 많은 암환자들이 혜택을 보도록 해야 한다. 그 좋은 치료를 왜 혼자만 알고 있는가? 특히 요즘 한방병원에서 유행하는 이상한 면역요법이나, 항암 치료 부작용을 완화시켜 준다는 특수 한약 등이 문제이다.

'재현성再現性, reproducibility'이라는 개념도 있다. 약이 정말 좋다면 누가 써도 비슷한 약효가 나와야 한다. 특정 의사가 그 약을 썼을 때는 효과가 좋지만 다른 의사가 썼을 때는 그 효과가 나오지 않는다고 해 보자. 이 경우 서양에서는 그 특정 의사가 비난 받는다. 재현성이 없기 때문에 연구 결과가 혹시 거짓이거나 비윤리적인 것은 아닌가 하는 의심을 받는 것이다. 그러나 한의학에서는 정반대이다. 특정 의사가 썼을 때만 효과가 있을 경우, 그 의사가 명의라는 소문과 함께 환자가 몰린다. 숨겨진 비밀 치료법은 바람직하지 않다. 좋은 치료법일수록 투명하게 공개하고 더 많은 환자들이 혜택을 볼 수 있도록 해야 한다.

(2) 부작용에 대한 책임 문제

의사들이 한의학을 싫어하는 두 번째 이유는 부작용이 생겼을 때의 책임 문제 때문이다. 기본적으로 모든 약은 독이다. 양약이든 한약이든 적정 용량과 적당한 방법으로 쓰면 약이 되지만 잘못 쓰면 독이 된다. 그래서 의사들은 약을 쓸 때 효과뿐만 아니라 부작용도 함께 고려하여 사용한다.

물론 한약뿐만 아니라 양약도 부작용이 있다. 부작용 없는 약은 없다. 특히 항암제는 그 특성상 치명적인 부작용이 많아 항상 세심한 주의가 필요하다. 담당 의사는 항암 치료 후 부작용이 얼마나 되는지를 신경 쓰고, 간 기능이나 콩팥 기능, 백혈구 수치는 괜찮은지 각종 검사를 통해 환자의 상태를 체크한다. 만일 항암 치료 후 간수치가 올라갔거나 콩팥 기능이 떨어진다면 항암제의 부작용에 대해 적절히 대처한다.

그런데 한약을 복용한 뒤 부작용이 생기거나 예기치 않은 이상 반응이 생겼을 때 환자들을 한의사가 아닌 의사에게 가는 경향이 있다. 의사가 약을 쓰다가 부작용이 생기면 약을 처방한 의사에게 책임 소재가 있는데, 한약을 쓰다가 부작용이 생기면 책임 소재가 불분명해진다.

(3) 중국산 한약재

현재 우리나라에서 유통되는 한약재는 중국산이 많다. 2017년 식약처 통계자료에 따르면, 한약재의 45%가 수입됐으며 이 가운데 45%가 중국산이라고 한다. 다른 제품과 마찬가지로 중국산 한약재가 국산 한약재보다 가격이 저렴하다. 게다가 시중에 유통되는 한약재에는 원산지가 표시되어 있지 않아 중국산이 국산으로 둔갑하는 일도 많다고 한다. 불편한 이야기인데, 어느 한의원도 우리 한의원에서는 값싼 저질 중국산을 쓴다는 이야기를 하진 않는다. 국내 MSGmonosodium glutamate / 화학 조미료 소비량은 늘고 있는데, MSG를 쓴다고 인정하는 음식점은 없는 것과 비슷하다. 한약 자체가 문제가 아니라 믿을 수 없는 유통과정과 안전성, 한약 속에 숨어 있는 불순물이 문제인 것이다.

이러한 이유로 의사들은 한약을 달가워하지 않는다. 한의학이 만성질환에 대해 국민 건강에 기여한 바는 분명 인정 받고 평가 받아야 한다. 하지만 그렇다고 해서 암 치료에 있어 한의학이 가지는 문제점마저 그냥 넘어갈 수 있는 문제는 아닐 것이다.

5) 결국은 전문 영역의 차이

알고 있겠지만 의사와 한의사의 관계는 좋은 편이 아니다. 왜 그럴까? 그 이유 가운데 하나로 '선택오류'라는 것이 있다. 어떤 특정 환자만 골라서 보게 됨으로써 생기는 오류이다.

- 한약을 먹고 탈이 난 사람들은 한의사에게 가지 않고 의사에게 간다.
- 그러다 보니 의사들은 한약 먹고 탈이 난 사람들만 보게 된다.
- 한약을 먹고 좋아진 사람들은 의사에게 가지 않고 한의사에게 간다.
- 그러다 보니 한의사들은 한약을 먹고 좋아진 사람들만 보게 된다.

그래서 의사와 한의사는 서로를 불신한다. 어느 쪽이 절대적으로 옳고 어느 쪽이 절대적으로 틀리다고 할 수 없는 상황이다. 그런데 한의사도 본인이 암에 걸리면 한의원에 가서 침을 맞고 한약을 먹는 것이 아니라, 종합병원을 찾는다. CT나 MRI 검사를 다하고, 필요할 경우 수술과 항암 치료도 받는다. 이는 한의학이 열등해서가 아니라, 한의사가 다루는 영역과 의사가 다루는 영역이 서로 다르기 때문이다. 내과, 외과, 산부인과, 소아과 등으로 전문 분야를 나누어 다루는 것과 같다. 즉 내과의사도 본인이 맹장염에 걸리면 외과의사를 찾아가 수술을 받고, 내과의사도 자기 자녀가 아프면 소아과의사를 찾아가 진찰을 받게 한다. 이는 내과의사가 무능하고 열등해서가 아니라 전문 분야가 달라서 그런 것뿐이다.

여기서 말하고 싶은 것은 한의학과 현대 의학 모두 장단점이 있을 뿐이고, 전문 분야가 다르다는 점이다. 암을 치료하는 데는 반드시 숙련된 암 전문가가 필요하다. 전문가는 자기의 분야에 충실해야 한다. 자신의 전문 분야가 아니면서 환자에게 선의든 악의든 피해를 주어서는 안 된다. 암을 치료하는 많은 의사들은 이러한 생각을 가지고 있다.

6) 과학적 검증이 필요하다

의사들은 과학적 검증을 좋아하고, 근거중심의학이 중요하다고 이야기한다. 의학적 근거가 있는 치료들은 검증된 치료이고 효과가 있는 치료들이다. 하지만 과학적인 근거가 없으면 효과가 없는 것일까. 물론 반드시 그런 것은 아닐 것이다. 효과가 있다는 것을 증명하기 어려운 경우도 많고 반대로 효과가 없다는 것을 증명하기 어려운 경우도 많다.

암과의 싸움에서 이겨 내겠다는 희망과, 가족과 주변 사람으로부터 받는 따뜻한 보살핌, 긍정적인 마음가짐, 감사하는 평온한 마음가짐, 스트레스 안 받고 정신적으로도 평온한 마음가짐을 갖는 것, 지나치게 불안 초조해 하지 않는 것, 즐거운 마음을 갖고 웃을 수 있는 태도를 지니는 것. 이런 것들을 생각해 보자. 이런 것들은 모두 우리가 중요하다고 여기는 것들이다. 하지만 이런 것들은 객관적으로 수치화되어서 과학적으로도 완벽하게 증명된 적은 별로 없다. '평온한 마음가짐'을 가지면 그렇지 않은 경우보다 '항암제 반응률이 12% 상승한다'든가, '5년 생존률이 34% 좋아진다'든가 하는 식으로 엄밀하게 증명된 것은 아니다. 암환자 300명을 모집해서 150명은 평온한 마음가짐을 갖도록 하고 나머지 150명은 불안한 마음가짐을 갖도록 한 다음에 두 그룹에서 암 치료 효과가 차이 나는지를 임상시험으로 살펴볼 수도 없다.

하지만 과학적으로 객관적으로 입증되지 않았다고 해서 '평온한 마음가짐'이 효과가 없고 필요 없다는 것은 아니다. 암 치료를 받는데 있어서 긍정적인 마음가짐이 좋겠는가, 부정적인 마음가짐이 좋겠는가. 이런 것들은 우리가 가지고 있는 이성과 상식으로 판단할 문제이다. 자꾸만 부정적인 생각을 하고 불안해 하고 초조해 하고 스트레스 받아서 좋을 것은 없고, 이런 불안정한 상태가 좋을 리가 없을 것이다. 이것은 상식인데, 상식을 과학적으로 객관적으로 입증하기 어려운 경우가 있다.

과학이 만능은 아니다. 현대 의학도 만능이 아니다. 분명 한계가 있다. 과학적으로 검증이 불가능한 영역도 있다. 하지만 현대 의학이 현재로서는 우리가 가지고 있는 최선이다. 현대 의학의 한계는 계속 노력해서 극복해 나가야 하고, 그러다 보면 미래에는 과학이 더 발전하며 더 좋은 치료법이 나올 것이다. 미래는 더 발전을 해야 한다. 인류는 여태까지 그렇게 발전해 왔다.

불안함을 이용하는 상술은 나쁘지만, 환자나 보호자가 느끼는 불안감도 사실은 더 나은 미래를 원하는 간절함의 표상이다. 더 나은 치료 결과, 더 나은 미래를 원하는 우리의 희망이 꺾여서는 안 된다.

희망은 중요한 것이다. 누군가는 희망을 가지고 새로운 치료법을 개발하고, 환자들에게 도움을 주어야 한다. 현대의학이 가지고 있는 한계는 그렇게 음지가 아닌 양지에서 다루어지고 극복되어야 한다.

민간요법이나 건강보조식품에는 현대의학이 가지고 있는 빈틈을 비난하면서 환자들의 불안한 마음, 두려운 마음을 이용해서 다가온다. 과학이 만능은 아니라고 하더라도, 그래도 민간요법이나 건강보조식품에는 과학적 검증이 필요하다. 정말 좋은 치료라면 임상시험을 통해 공개적으로 검증하고, 전세계 많은 암환자분들이 혜택 받을 수 있도록 해야 한다.

아이에게 먹이는 분유는 하나하나 꼼꼼히 따져 고르면서, 몸과 마음이 약한 암환자의 입에 들어가는 것은 왜 꼼꼼히 따져 보지 않는가? 조금만 이성적으로 판단하면 교묘한 상술에 가려진 건강보조식품의 허와 실이 보일 것이다.

책에 이런 내용을 쓰면 보완대체의학을 하는 분들에게 항의를 받는다. 갈등의 소지가 많은 부분이기 때문이다. 누군가에게는 돈이 걸려 있고, 누군가에게는 밥벌이의 문제이다. 민감한 문제이다. 하지만 갈등의 소지가 있다고 해서 민감한 부분을 제외할 수는 없었다. 환자분들은 매일 물어보는데, 암을 치료하는 의사로서 잘못된 정보를 지적하고 올바른 정보를 제공할 의무가 있다고 생각했기 때문이다. 판단은 각자의 몫이다.

〈3장〉 그 많은 암에 좋다는 것들에 대하여
핵심 정리

1. 건강보조식품이 미치는 영향에 대해 이성적이고 객관적인 판단 없이 단지 몸에 좋다는 말만 듣고 구입하는 것이 문제이다.

2. 건강보조식품 판매자들은 대부분 환자들의 불안한 마음을 파고든다.

3. 건강보조식품 가운데 효능이 과학적으로 입증된 것은 많지 않다.

4. 건강보조식품을 먹어야 할지 말아야 할지 고민된다면 상식적이고 이성적인 수준에서 판단해 보라. 잘 모를 때는 담당 의사에게 물어보는 것이 가장 현명하다.

5. 우리나라 사람들이 민간요법에 집착하는 가장 큰 이유는 의사와 환자간 대화와 신뢰 부족 때문이다.

6. 외국의 경우 우리나라와 문화가 달라 건강보조식품이 활성화되어 있지 않으며, 보완대체의학이라는 형태로 연구가 이루어지고 있다.

7. 과학적인 방법론에 의거해 보완 대체 의학을 체계적으로 연구하고 과학적인 근거를 찾아나가야 한다.

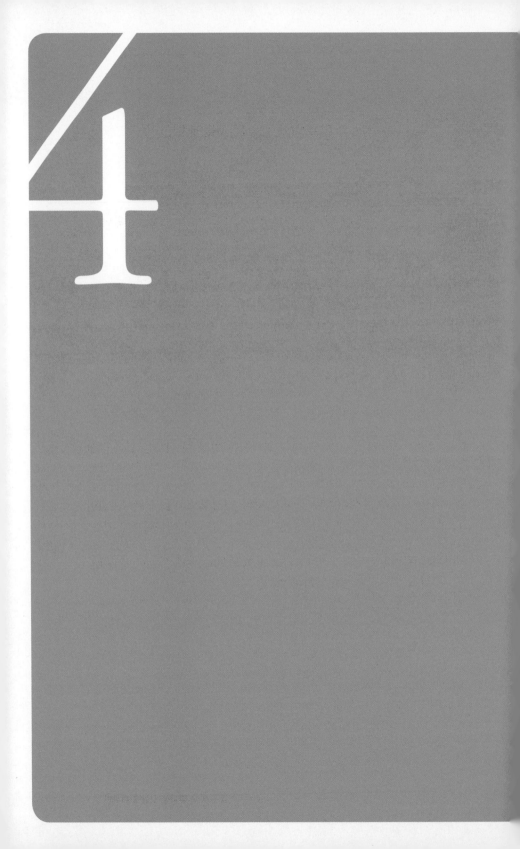

넘쳐나는 정보 대하기

언론과 인터넷에서는 암에 대한 각종 정보가 난무하고 있다. 예전에는 정보가 없는 것이 문제였지만, 요즘에는 정보가 너무 많은 것이 문제이다. 암에 대한 정보가 마구 쏟아져 나오는데, 그중에는 잘못된 정보도 많다. 지푸라기라도 잡는 심정을 이용한 무분별한 상업적 정보들과 병원 치료를 무조건 불신하라는 정보들이 특히 문제이다. 객관적이고 신뢰할 만한 정보를 접해야 하는데, 이런 객관적인 정보들은 통계수치로 표현되는 경우가 많아 해석이 어렵기도 하다. 이 단원에서는 언론과 인터넷에 있는 정보를 어떻게 받아들여야 할지, 암을 이해할 때 통계를 어떻게 이해해야 하는지에 관한 이야기해 보고자 한다.

1. 언론 보도를 접할 때

1) 새로운 약이 나왔다던데

"선생님, 어제 ○○뉴스 보셨어요? ○○암에 좋은 항암제가 나왔다고 하던데요, 저도 그 항암제를 맞을 수 없을까요?"

하루에도 수많은 신약이 나오고 있다. '○○대학 ○○교수 연구팀이 ○○암의 발생 기전에 관한 획기적인 연구를 수행하여 ○○라는 약을 개발했다'는 것이다. 그런 뉴스가 나온 다음 날이면 어김없이 환자들이 그 약에 대한 이야기를 꺼내며, 혹시 자신에게는 해당되지 않느냐고 물어온다. 무슨 내용인가 싶어 기사를 찾아보면 마치 암이 곧 정복될 것인 양 거창하게 쓰여 있다. 그렇다면 이런 기사와 뉴스가 정말일까? 그리고 믿어도 될까?

다음의 글을 읽어 보자.

주장과 사실의 차이

— 서울대학교병원 혈액종양내과 교수 허대석

'가장 두려워하는 병이 무엇인가?' 하고 질문을 던지면 대부분의 사람들은 '암'이라고 대답한다. 가끔 만나는 친목 모임에서 아는 사람 중에 누군가가 암에 걸려 수술을 받았다든지, 암으로 힘들게 투병하다 죽었다는 말을 듣게 되는 것이 현실이고 보면, 암환자의 가족이나 친지가 아닌 사람도 암이라는 질병에 대한 두려움을 가지게 되는 것이 당연한 일인지도 모른다. 그래서인지 신문이나 잡지뿐 아니라 단행본을 통해서 암 치료에 대한 대체요법이 소개되고, 암의 새로운 치료법에 대한 보도가 나오면 많은 사람들이 관심을 가진다.

그러나 지금까지 우리나라에서 발표된 '획기적' 또는 '세계 최초'라는 암 치료법과 '기적적인' 대체요법까지 더한다면 암은 벌써 정복되었어야 하지만 그렇지 못한 현실을 보면 이상하지 않은가? 지난 50여 년간 항암 효과가 있다고 발표된 약제만 해도 무려 50만 종이 넘는데, 실제 항암 효과가 공인되어 현재 널리 사용되고 있는 항암제는 겨우 50여 종에 불과하다. 다시 이야기하면, 항암 효과가 있다고 과학적인 실험을 통해 주장된 1만 개의 약 중에 효과가 인정되어 널리 사용되는 약제는 1개에 불과하고 9,999개는 사실이 아닌 것으로 판명되어 공인을 받지 못한다.

많은 과학자들이 연구를 하고 결과를 발표하지만 그것은 하나의

'주장'일 뿐 그것이 보편적으로 적용될 수 있는 '사실'로 인정받기 위해서는 수많은 검증과 이를 위한 시간이 필요하다. 예를 들어, 암에 대한 획기적인 새로운 치료법이 개발되었다는 기사를 찬찬히 살펴보면 대부분 실험실 시험관 내에서 암세포나 실험용 쥐를 대상으로 한 실험 결과이다. 임상시험을 한 경우도 특수한 환경에 있는 소수의 환자들을 대상으로 한 결과여서 보편적으로 받아들이기가 어려운 경우도 많다.

'기적적'인 대체요법이라는 기사가 소개되었거나 '획기적'인 암 치료법이 뉴스에 보도된 날 이후의 외래 진료는 더욱 힘들다. 보도 내용에 대한 문의에 '그것은 하나의 주장일 뿐, 충분한 검증을 거친 사실이 아니다'라고 설득해도 쉽게 받아들이지 않는다. 적절히 치료를 받으면 완치될 수 있는 환자들까지 막무가내로 지금까지 힘들게 받아 오던 항암 치료를 중단하겠다고 나설 때는 허탈한 생각까지 든다.

본래 특효약이 없는 병에 처방이 많다. 항암제뿐만 아니라 현대 의학이 해결하지 못하는 질병일수록 특정 집단에 의해 효과가 '주장'되는 처방이 너무도 많다. 병원의 병실과 외래진료실에까지 뿌려지는 가짜 항암제 광고지들을 읽고 있는 환자와 보호자들을 보면 가슴이 답답해진다. 기적을 믿고 싶은 그들의 마음을 왜 모르겠는가. 이미 지칠 대로 지친 이들에게 경제적인 부담과 정신적 피해를 또 한번 안겨 주는 무책임한 상혼이 미울 뿐이다.

언론보도만 본다면, 암은 이미 수십 년 전에 정복되어서 세상에는 암으로 죽는 사람이 없어야만 할 것 같다. 하지만 현실은 그렇지 않다. 암 치료에 많은 발전이 있었던 것은 사실이지만, 아직도 암은 정복되지 않았고, 세상에는 여전히 암으로 돌아가는 분들이 많이 계신다. 언론에서 보도되는 것들이 전부 거짓이라고 할 수는 없지만, 그렇다고 전부 사실이라고 이야기할 수도 없다.

2) 언론보도를 접할 때 이런 점을 주의합시다

암에 관한 뉴스나 기사는 시청자나 독자들의 관심을 끌 수밖에 없다. 우리나라 국민 3명 가운데 1명이 암에 걸리고 있고, 또 국민들이 가장 무서워하는 병이 바로 암이기 때문이다. 그래서 암에 관한 기사나 뉴스는 중요하게 다루어지곤 한다.

언론보도를 접할 때에는 여러 측면에서 정보를 가려서 받아들여야 한다. 언론은 기본적으로 대중의 관심을 먹고 사는 기관이다. 즉, 대중의 관심을 끌어야만 시청률이 높아지거나 판매 부수가 늘어나며 언론사의 수익도 늘어나는 구조이다. 그렇다 보니 기사 내용의 사실 관계나 객관성과는 무관하게, 선정적으로 흐르거나 상업적으로 변질되곤 하는 경우도 생각보다 많다. 이러한 경향은 암과 관련된 뉴스나 기사에서도 나타난다.

다음의 기사를 보자.

유방암과 위암 면역항암제 효과를 두 배 상승시킬 수 있는 새로운 항암제 개발

— ○○경제 김○○ 기자

A대학의 ○○○교수 연구팀과 B제약 신약연구소 연구팀은 공동 연구 중인 차세대 면역항암제 신약 후보물질에 대한 연구 결과를 발표했다고 밝혔다. 공동 연구팀은 신약 후보물질이 다수의 종양 세포에서 발견되는 단백질 효소인 ○○○을 동시에 차단하고, 면역항암제와 병용 투여 시 치료 효과를 높이는 것을 확인했다고 발표했다.

○○○는 우리 몸의 면역억제 물질 중 하나로, 암세포 내에 축적될 경우 면역항암제의 치료를 떨어트리는 것으로 알려져 있다. 연구팀은 유방암과 위암 세포주를 동종 이식한 종양 마우스 모델에서 이 신약 후보물질을 통해 암 세포만 선택적으로 공격하는 면역세포가 증가해, 암의 성장을 효과적으로 억제하는 것을 확인했다. 연구팀은 이 신약 후보물질을 면역항암제와 동시 투여했을 때 치료 반응률이 2배 이상 증가되었으며, 일부 종양은 완전히 소멸되고, 전체 생존 기간도 연장됐다고 발표했다.

연구팀은 "이번 연구로 면역치료에 잘 반응하지 않는 유방암, 위암 등의 암에서도 내성을 극복할 수 있는 효과적인 면역항암 병용법의 토대를 마련할 수 있을 것"이라며 "향후 난치암 치료의 새로운 계기가 될 것으로 기대된다"고 연구의 의의를 설명했다.

공동 연구팀이 개발한 신약은 차세대 항암 치료제로 주목 받는 면역항암제로, 종양세포를 공격하는 면역체계의 항암 능력을 회복시켜 부작용 없이 암 치료에 활용하는 새로운 치료 접근 방식이다.

현재 대표적 면역항암 치료 약물은 PD1과 CTLA를 표적으로 하는 면역관문억제제로 여러 암종에서 약 20% 정도의 반응을 보이나, 나머지 80%의 환자에서는 잘 듣지 않아 이를 극복하기 위한 다양한 연구가 진행 중이다. 이번 연구를 통해 면역 항암 치료가 안 드는 80%의 환자가 면역치료에 잘 들을 수 있는 새로운 계기가 마련되었다.

올해 노벨상 수상자로 면역항암제 원리를 밝힌 과학자들이 선정되면서 면역항암제 시장에 대한 관심이 더욱 높아지고 있으며, 전 세계 면역항암제 시장 규모도 2015년 41조 원에서 2020년 140조 원으로 예상되는 등 관련 시장도 빠르게 커질 전망이다.

위의 기사는 실제 기사는 아니다. 가상의 사례를 바탕으로 만들어 낸 기사이다. 하지만 읽다 보면 왠지 많이 접해 봤던 것 같은 데자뷰 déjà vu를 느낄 것이다. 이런 류의 기사는 늘 반복되어 왔다.

이 기사를 한번 찬찬히 살펴보자. 우선 누가 썼는지를 봐야 한다. '○○경제 김○○ 기자'가 쓴 것으로 되어 있다. 왜 경제부 기자가 항암제 기사를 썼을까? 중간에 기사를 읽다 보면 '신약 후보물질'이라는 단어가 슬그머니 '신약'으로 둔갑했다. '후보물질'과 '신약'은 엄연히 다르고, 하늘과 땅 차이인데 '후보물질'이라는 꼬리표가 중간에 사라졌다. 중간에 '세포주'라는 단어와 '종양 마우스 모델'이라는 단어는 딱 한 번 나온다. 세포주 실험과 마우스 모델이라는 단어는 사람에게 쓰인 것이 아님을 의미한다. 실험실에서만 밝혀냈다는 이야기이다. 사람에게 적용된 적이 없다는 의미이다. 기사 마지막은 돈 이야기로 장식을 한다. 140조 원대의 시장으로 커질 것이라고 한다. 암에 대한 정보를 주는 기사인 것 같았는데, 시장 규모가 커진다는 돈 이야기로 끝이 났다.

이 기사를 유방암이나 위암 환자가 읽었다면 어떤 생각을 가지게 될까? '나도 면역항암제가 잘 들을 수 있겠구나, 나도 어서 저런 좋은 항암약으로 치료를 받았으면 좋겠다'라는 생각을 가지게 될까, 아니면 '아직은 세포주 실험이고 전임상 단계이니까 실제 사람에게 쓰이게 되려면 적어도 4~5년은 걸려야 1상 임상시험으로 넘어갈 것이고, 3상까지 성공해서 시판되려면 0.1%의 확률 정도가 되며 10년 정도 소요되고, 실제 시판되더라도 한 달 약값이 2,000만 원 정도 되겠구나'라는 생각을 가지게 될까.

이런 류의 기사가 나가면 대개 다음날 외래에서 환자들은 자기도 ○○○ 항암 치료를 받게 해 달라고 요구한다. 5분 내에 끝내야 하는 외래에서 그 신문기사가 무엇이 문제인지를 설명하는 것은 불가능에 가깝다. '아직 근거가 없다'는 짧은 대답만 하고 마는데, 환자분들은 '근거'라는 단어가 무엇을 의미하는지 잘 알지 못하기에, 의사가 무슨 말을 한 것인지 모른 채 진료실을 나가게 된다.

암에 대해 잘 아는 사람은 기사의 핵심이 무엇인지, 잘못된 점은 무엇인지를 판단하고 비판적으로 받아들일 수 있지만, 암에 대해 잘 알지 못하는 사람은 정확한 판단이 어렵기 때문에 언론에 나온 정보에 더 민감할 수밖에 없다. 큰 언론사에서 보도한 자료이니 신뢰할 수 있을 것이라 생각한다. 암에 대해 잘 아는 전문가조차도 막상 자기가 암에 걸리면 이성적인 판단이 쉽지 않게 된다.

언론에 나오는 정보를 잘 못 받아들일 수 있다. 그러나 그 결과는 우리가 생각하는 것보다 파장이 크다. 암과 같은 중병에서 이런 정보를 정확히 이해하거나 판단하지 못할 경우 심하면 생명에 지장을 줄 수도 있기 때문에 더욱 조심해야 한다. 암에 대한 잘못된 기사나 과장된 기사도 사람들에게 잘못된 지식을 습득하게 하고, 이들의 가슴을 멍들게 할 수 있다.

3) 언론보도를 걸러 내는 간단한 방법

일반인들이 암에 대한 언론보도를 접할 때, 나에게 적용 가능한 정보인지를 판별해 내기 위해 아래의 세 가지 관점에서만 살펴보아도 크게 도움 받을 수 있다.

첫번째, 언론에 보도된 항암 효과가 사람에서 증명된 것인지 아닌지를 살펴봐야 한다. 앞서 『항암 치료란 무엇인가』라는 책의 「10장 임상시험이란 무엇인가」 단원에 자세히 소개한 바 있는데, 임상시험에는 여러 가지 단계가 있다. 후보물질 탐색 단계, 전임상시험 단계, 1상 임상시험, 2상 임상시험, 3상 임상시험, 4상 임상시험이 그것이다.

이 가운데 '전임상시험 단계Preclinical study'란 사람에게 투여하기 전에 동물실험이나 세포주^{cell line} 실험을 통하여 약물의 효능과 안전성을 평가하는 단계이다. 전임상 유효성 평가와 전임상 안전성 평가를 시행하는 단계이다. 전임상시험 단계에서는 실험실에서 세포주라는 암세포에 항암제를 주고 암세포가 얼마나 죽는지를 살펴보고, 쥐에게 인공적으로 암을 만들고 항암제를 투여하여 암 덩어리가 얼마나 줄어드는지를 실험한다. 이 과정에서 많은 후보 물질들이 탈락한다. 이 단계를 통과했다 하더라도 그 결과는 어디까지나 동물실험 결과이고 체외실험 결과일 뿐이다. 언론에 항암 효과를 가진 신약이 개발되었다고 나오는 것은 주로 이 단계에서 항암 효과가 있다는 것이 많다.

이 단계까지 성공했다고 하더라도 사람 몸에 투여했을 때 항암 효과가 있다고 하기에는 넘어야 할 검증 단계가 아직도 한참 많이 남아 있다. 전임상시험 단계에서 효과를 보였다고 하더라도 실제 3상 임상시험까지 거쳐서 환자에게 새로운 신약으로 쓰이게 되는 것은 1,000개 중 1개가 될까 말까이고, 3상 임상시험까지 가는 데에도 수년에서 10년 정도의 시간이 걸린다. 3상 임상시험 결과나 최소한 2상 임상시험 결과로 나온 신약 결과가 나에게도 적용 가능한 결과들이다.

두번째, 언론에 보도된 항암 효과가 경제부 기사로 난 기사가 아닌지 살펴 봐야 한다. 요즘 신문은 정치, 경제, 사회, 건강 등 다양한 주제별로 섹션이 나누어져 있다. 암에 대한 기사는 당연히 건강 섹션에서 다루어져야 한다. 그런데 많은 경우 항암제 관련 기사가 건강 섹션이 아닌 경제 섹션에서 다루어지곤 한다. 왜 경제부 기자가 항암제 관련 기사를 쓸까? 경제부 기자는 대부분 경제적 관점에서 항암제 기사를 쓴다. 주가를 띄우거나 특정 회사의 홍보 목적은 아닌지 신중하게 봐야 한다. 건강에 대한 정보를 줄 목적의 기사라면 경제부 기자가 아닌 의학부 기자가 쓰는 것이 맞지 않겠는가.

세번째, 논문으로 정식 출판된 연구 결과인지 살펴봐야 한다. 의학연 구는 반드시 IRB라고 하는 의학연구윤리심의위원회를 통과한 다음에 수행되어야 하고, 연구 결과는 동료 전문가의 검증을 받아서 논문으로 출판되어야 한다. 많은 의학 잡지들은 정교한 검증과 리뷰 과정을 거친 뒤에 연구 결과를 논문으로 출판한다. 이는 학계의 오래된 관행이다.

신문 기사를 볼 때 기사 마지막에 "이번 연구 결과는 의학 잡지인 ○○○저널에 언제 게재되었다"라는 문구가 있는지를 주의 깊게 봐야 한다. 그러면 인터넷으로 그 연구 결과를 직접 찾아볼 수도 있고, 제대로 된 연구 결과인지 모든 사람이 살펴볼 수 있다. 의학 잡지에 출판되었다는 것은 이미 학계의 일차적인 검증을 통과했고 출처가 명확하다는 것을 의미하며 결과가 투명하게 공개되는 것을 의미한다.

논문으로 정식 출판되지 않은 연구 결과는 아직 정식 결과가 아니며, 믿을 만한 단계가 아니라고 생각해도 된다. 조금 과장해서 이야기하면, 아직 연구 결과도 안 나오고 데이터가 없는 상태에서도 언론사에 보도자료는 마음대로 배포할 수 있다. 논문 출판이 안 되어도 언론사에서는 사람들의 관심을 끌 수 있겠다고 생각하면 보도하기도 한다. 이런 관점에서 언론 보도를 살펴보면, 암에 획기적이라는 많은 연구 결과들이 논문 출판도 되기 전에 서둘러서 언론에 먼저 보도된다는 것을 알 수 있다. 학계에서 검증 과정을 거치고 논문으로 정식 출판된 다음에 연구 결과를 언론에서 소개하는 것이 바람직하다.

개인적으로는 이 세 가지만 잘 구분해도 많은 도움이 된다고 생각한다.

2. 인터넷, 어떻게 대할 것인가

1) 인터넷으로 인한 의사와 환자 관계의 변화

예전에는 암에 대한 정보를 얻기가 지금처럼 쉽지 않았을 뿐만 아니라 마땅히 물어볼 곳도 없었다. 읽을 만한 책도 없었고, 있다 해도 내용이 지나치게 전문적이어서 이해하기가 쉽지 않았다. 의사에게 물어보기도 힘들어서, 경험이 있는 주변 사람들에게 물어물어 아는 정도가 전부였다. 정보가 없더라도 어쩔 수 없는 일로 받아들이곤 했다. 그래서 암이라고 하면 무조건 어렵고 난해한 병으로 받아들였다. 암에 대한 의료 정보는 소수의 의사들이 독점하고 있었기에, 의사는 권위를 얻을 수 있었다.

하지만 지금은 인터넷 덕분에 정보를 얻기가 매우 편리해졌다. 전 세계가 인터넷으로 연결되어 있어 컴퓨터만 있으면 세계 어느 곳에 있는 정보라도 다 얻을 수 있는 것이다. 마음먹고 공부하면 외국의 전문 인터넷 사이트에도 들어가 공부할 수도 있다. 전문 지식을 환자들이 이해하기 쉽게 풀어 설명해 놓은 곳도 많고, 환자들끼리 커뮤니티나 카페를 만들어 스스로 정보를 공유하는 일도 흔하다. 영어 한마디도 몰라도 구글번역기를 돌리면 꽤 정확하게 한글로 번역해 준다. 의학 지식이 의사들만 독점하던 지식에서 이제는 환자에게도 공개되는 지식으로 바뀌고 있다. 의료 정보가 공개되고 환자 스스로 자신의 병에 대해 공부하게 되면서 환자의 지식 수준이 높아지기 시작했다. 의사들이 잘 알지 못하는 희귀병의 경우는 환자들이 병에 대해 더 잘 아는 일도 생긴다.

그렇다 보니 의사와 환자의 관계에도 많은 변화가 생겼다. 의사 환자 관계가 수직적 상하 관계에서 수평적 평등 관계로 바뀌고 있는 것이다. 환자들도 이제는 자신의 병과 치료 경과에 대해 적극적으로 질문도 하고, 환자가 원하는 치료에 대해 의견을 제시하며, 부당한 대우라고 생각되는 일에 대해서는 병원과 의사를 상대로 이의를 제기하기도 한다. 인터넷을 통해서 환자가 스스로 치료의 주체로서 자리잡고 있는 것이다.

이러한 변화는 이미 빠른 속도로 자리잡았다. 그 변화의 기본에는 인터넷을 통한 정보의 공유라는 점이 깔려 있다. 그렇다면 인터넷은 환자에게 좋은 점만 있을까?

2) 인터넷의 순기능과 역기능

"선생님, 제가 인터넷에서 찾아보니까 이런 이런 치료가 좋다고 하던데요. 맞나요?"

"글쎄요. 저는 처음 들어 보는 치료인데요? 어디에서 찾아보셨나요?"

모든 변화가 다 그렇듯이 순기능과 역기능은 함께 존재한다. 인터넷을 통한 정보 공유에는 분명 좋은 점이 있지만, 그렇다고 모든 게 다 좋은 것은 아니다. 인터넷의 가장 큰 문제는 잘못된 정보의 습득이라고 할 수 있다.

인터넷을 통한 정보화시대가 열리면서 사람들은 누가 정보를 얼마나 많이 가지고 있느냐가 중요하다고 생각했지만, 곧 정보의 양量보다 정보의 질質이 중요함을 깨닫게 되었다. 정보가 범람하는 인터넷에서 정보의 양은 더 이상 문제되지 않는다. 하지만 질적인 면에서는 장담할 수 없는 부분이 많다. 특히 의학 정보에 있어서는 한 가지 개념이 더 추가된다. 바로 '나쁜 정보를 많이 가지고 있는 것은 아무 정보도 가지고 있지 않은 것만 못하다'는 것이다. 암은 생명과 직결되는 문제이기 때문에 인터넷을 통해 좋은 정보를 구한다면 문제되지 않겠지만 잘못되거나 왜곡된 정보를 얻는다면 정보를 아니 얻은 것만 못한 결과가 초래된다.

다음의 사례를 살펴보자.

항암 치료 중인 A씨. 어제부터 몸이 으슬으슬 춥더니 오늘부터는 조금씩 열이 나기 시작했다. 지난번 1차, 2차 항암 주사를 맞았을 때는 괜찮았는데 이번 3차 항암 주사를 맞은 뒤로 열이 나는 것이었다. 처음에 주사를 맞을 때 간호사가 항암 치료 후에 열이 나면 병원에 오라고 했는데, 막상 병원에 가려니 가야 할지 말아야 할지 잘 모르겠다. 열이 나긴 하지만 크게 힘들진 않고, 9시가 넘은 시간이라 병원에 가려면 응급실로 가야 하기 때문이다. 그렇다고 응급실에 가긴 싫다. 그래도 열이 나는 것이 마음에 걸려 인터넷에서 '항암 치료, 열'이라는 단어를 입력하여 검색해 보았다. 그랬더니 비슷비슷한 많은 글이 검색되었다. 답변도 가지각색이다. 응급실에 갈 필요 없다는 답변도 있고, 응급실에 가야 한다는 답변도 있다. 답변들이 너무 많다 보니 어느 답변을 믿어야 할지 말아야 할지, 어디까지 믿어야 할지 판단이 서지 않았다. 심지어 초등학생들이 써 놓은것 같은 말투의 답변도 있었다 A씨는 인터넷을 찾아보았다가 오히려 더 혼란스러워졌다.

정보는 넘쳐나는데 과연 그것이 정확한 사실인지, 믿는다면 어디까지 믿어야 하는지의 문제가 불분명하기 때문에 암환자들이 더욱 혼란에 빠질 수밖에 없다.

예를 들어 다음과 같은 질문이 있다고 하자.

질문 : 엄마가 폐암 말기입니다. 지금 항암 치료 중이신데 식사를 못하십니다.

저희 어머니께서 얼마 전에 폐암 판정을 받고 항암 치료 중이십니다. 처음 항암 치료를 받고 나서는 괜찮으셨는데, 두 번째 항암 치료를 받은 뒤에는 계속 속에서 열이 나는 것 같다고 하십니다. 요즘 식사도 잘 못하시고, 힘들어 하십니다. 식사를 어떻게 하셔야 되는지요? 어떤 분은 육식을 피해야 한다고 하고, 또 어떤 분은 육식을 해야 한다고 하니 어떤 말을 들어야 할지 모르겠습니다. 맛있는 음식은 다 해 드리고 싶은데, 식사를 잘 못하시니 옆에서 지켜보기가 너무 안타깝습니다.

이 질문에 수많은 대답이 올라왔다. 그중 모범 답변은 다음과 같다.

안녕하십니까. 국가암정보센터입니다. 어머님이 폐암으로 진단후 어떤 음식을 드셔야 하는지 염려가 있으시군요.

□ 폐암 환자의 식생활

균형 있는 영양 섭취는 체내 대사 작용을 활성화하여 신체 회복기능을 활성화시킴으로써, 비정상적인 암세포의 빠른 성장을 억제하고, 수술이나 방사선 그리고 항암 화학요법 등 투병 과정에서수반되는 여러 부작용 등을 최소화할 수 있는 역할을 합니다. 따라서 식사요법이라 하면 특별한 음식을 준비하는 것이 아니라 규칙적이고 고른 영양소를 섭취하기 위한 식단이라고 생각할 수 있겠습니다.

폐암은 일반적으로 음식과는 관련이 없습니다. 그러므로 식생활을 크게 변화시킬 필요는 없고, 환자의 평소 식성에 맞게 음식을섭취하셔도 무방합니다. 식사는 조금씩 천천히 하고, 식욕을 증진하기 위해 산책이나 걷기 등의 가벼운 활동을 하는 것이 좋습니다. 과일이나 채소를 섭취하는 것이 좋다고 알려져 있지만 육류를 전혀 섭취하지 않고 채식만 할 필요는 없습니다. 환자의 입맛에 맞게 드시는 것이 좋습니다.

암은 환자의 대사에 영향을 미치기 때문에 균형 잡힌 영양 섭취는 환자 치료에서 어느 치료법 못지 않게 중요하다고 할 수 있으며, 면역 기능을 높이는 식생활 개선이 필수적입니다. 일반적으로 잘 먹는 사람이 감염에도 강하고, 부작용도 적으며, 보다 회복이 빠르기 때문입니다. 그러나 대부분의 암환자들은 질병으로 인한 스트레스와 메스꺼움, 구토, 식욕부진, 입안 염증, 입맛 변화 등 항암 치료로 인한 부작용으로 음식을 충분히 섭취하지 못하기 때문에 최대한 아프기 전처럼 정상적인 식사를 할 수 있도록 도와주어야 합니다.

암을 치료하는 특별한 식품이나 영양소는 없습니다. 중요한 것은 균형 잡힌 식사로 좋은 영양 상태를 유지하는 것입니다. 그러기 위해서는 충분한 열량과 단백질, 비타민 및 무기질 등을 공급할 수 있는 여러 가지 음식을 골고루 섭취해야 합니다.

보다 자세한 정보를 원하시면 보건복지부 - 국립암센터 - 국가암 정보센터 전화 상담 서비스(1577-8899)로 전화 주시면 친절하게 상담해 드리겠습니다.

내용 출처 : 국가암정보센터(1577-8899) http//www.cancer.go.kr

이 글을 모범 답변이라고 하는 이유는, 특정 약품이나 식품에 대한 구체적인 명칭을 언급하지 않았고, 자신의 주장보다는 객관적인 사실을 열거하면서 중립적인 시각을 유지하고 있기 때문이다. 답변을 한 사람이 누구인지도 구체적으로 밝혔다. 양질의 정보란 이런 것이다. 즉 출처가 분명하고, 객관적 사실에 입각한 정보가 좋은 정보이다.

그런데 객관적인 것처럼 보이지만 자세히 들여다보면 약품이나 건강식품을 광고하는 글인 경우가 많고, 검증되지 않은 민간요법을 마치 치료법인 양 제시해 놓은 경우도 있다. 한두 가지 사례만을 놓고 마치 모두에게 해당하는 것처럼 말해 버리는 경우도 있다. 비전문가이면서 마치 모든 것을 다 아는 듯 답해 주기도 한다. 암이라는 큰 병을 앞에 두고 이런 주관적인 의견을 올리는 것은 바람직하지 않다. 지푸라기라도 잡는 심정으로 그것을 받아들이는 환자와 보호자의 입장을 조금이라도 생각해 봐야 하기 때문이다. 질문을 올린 사람은 절박한 마음에서 올린 것인데, 민간요법 홍보성으로 올라오는 답변을 주의해야 한다.

환자와 보호자 역시 주관적인 의견에 흔들리기보다는 출처가 분명하고 가능하면 신뢰할 만한 공신력 있는 기관이나 전문 의사가 제공한 의견을 믿고 따르는 것이 좋다. 다시 한번 강조하건대, 인터넷에 있는 정보를 받아들일 때는 정보의 양보다 질을 중점적으로 봐야 한다. 누가 어떤 목적으로 올려 놓은 정보인지를 파악해야 하고, 겉으로 드러난 것보다 이면의 내용을 정확히 파악하는 것도 환자와 보호자의 역할이다.

3) 인터넷의 일반론적인 이야기가 환자의 개별 상황에 다 맞지는 않는다

인터넷이나 언론에 나오는 정보를 접할 때, 정보의 대부분 일반론적인 이야기라는 것을 항상 염두에 두어야 한다. 가령 비유를 들자면 이러하다. "우유가 몸에 좋다"라는 것은 일반론적인 이야기이다. 우유는 분명 몸에 좋은 영양소를 골고루 갖춘 건강식품이다. 일반적으로 우유는 몸에 좋다. 하지만 우유만 먹으면 설사를 하는 사람이 있다. 이런 사람에게는 우유를 먹기만 하면 설사를 하는데, 우유가 건강식품일 리 없다. 우유가 몸에 좋다는 것은 일반적인 이야기일 뿐, 100% 모든 사람에게 좋다는 의미는 아니다. 젖당불내증lactose intolerance이 있어 우유를 먹기만 하면 설사를 하는 사람에게 우유는 좋은 음식이 아니다. 우리가 일반론적인 이야기를 할 때에는 개인의 특수성에 따른 개인차가 반영되어 있지 않는다.

암에 대한 정보도 마찬가지여서, 언론에 나오는 정보들은 일반론적인 이야기 일뿐, 그 이야기가 100% 그대로 개별 환자에게 적용될 수 있다는 의미는 아니다. 그러기에 개별 환자를 직접 진료하는 담당 의사의 소견이 인터넷 정보보다 훨씬 중요하다.

필자도 블로그를 운영하다 보니, 환자분의 개별 상황에 대한 문의를 많이 받는다. "우리 아버지가 ○○암인데 ●●치료 받았는데, 효과가 없다고 합니다. 이제 어떻게 해야 할까요? □□ 치료는 잘 들을까요? 꼭 답변 부탁합니다." 이런 내용들이 대부분이고, 길게 질문할 공간이 없으니 대개 한두 줄 정도로 짧게 쪽지를 보내거나 메일을 보내거나 댓글로 문의를 한다. 얼마나 절박한 상황이면 모르는 사람에게 인터넷으로 질문을 하겠냐만은 이런 질문들은 환자분에 대해 직접 알지 못하는 상황에서 뭐라 대답을 드리기 어려운 질문들이다. 의학적 상황은 지극히 복잡하고 전문적인 사항이다 보니, 한두 줄의 질문에 한두 줄의 답변이 바로바로 나오는 그런 상황이 아니다.

환자 개개인의 특수한 상황에 맞추어 보면 당연히 일반론적인 이야기가 틀릴 수도 있다. 그래서 환자분의 개별적인 상황에 대해서는 담당 의사에게 물어보고 상의하는 것이 가장 좋다. 얼굴 한 번 본 적 없는 인터넷상의 누군가가 어찌 환자를 직접 보면서 치료해 온 담당 의사보다 잘 알겠는가. 환자에 대해서 가장 잘 아는 담당 의사에게 물어봐야 한다. 다만, 물어보기 위해서는 공부를 해야 한다. 질문도 알아야 할 수 있다. 아무것도 모르는 상황에서는 물어보기도 힘들며, 질문의 취지도 표현하기가 힘들다. 인터넷이나 책을 통해 암과 항암 치료에 대한 일반적인 내용을 공부한 뒤에, 환자 본인에 해당하는 개별적인 사항을 담당 의사에게 질문하면 좋다.

인터넷이나 언론에 나오는 정보들은 일반적으로 그러하다는 내용일 뿐, 환자의 개별적인 의학적 상황을 반영하지 못한다. 인터넷이나 언론에 나오는 정보들이 환자 개개인의 상황에 항상 적용 가능한 보편적인 진리는 아니다.

4) 비전문가가 평가하는 전문가의 영역, 그로 인한 문제점

사실 일반인으로서는 인터넷에 올라온 암에 관한 정보가 제대로 된 정보인지 잘못된 정보인지를 구분하기가 쉽지 않다. 암에 대한 전문 지식이 없기 때문이기도 하고, 병으로 인해 이성적인 판단을 내리기가 어렵기 때문이기도 한다. 그것이 제대로 된 정보인지 잘못된 정보인지를 누가 평가하느냐의 문제도 있다. 전문가인 의사가 평가해 주면 좋겠지만 현실은 그렇지 못하다. 그렇다 보니 비전문가가 전문가의 영역을 평가하는 문제가 발생한다.

의료는 분명 의사라는 전문가 집단에 의해 행해지는데, 의료가 제대로 되었는지 잘못되었는지를 평가하는 것은 의학 교육을 전혀 받지 않은 비전문가 집단이라는 것이다. 그래서 더 어렵고 혼란스러운 문제가 생긴다.

비전문가가 기존 의료를 무조건 비판하면서 병원과 의사를 불신하도록 만드는 인터넷 자료들이 특히 문제이다. 이미 우리나라는 '안아키 사건'과 '허현회 카레사건'이라는 굵직한 사건을 겪었다.

'안아키 사건'이란 이런 것이다. 안아키는 '약을 안 쓰고 아이를 키운다'는 사람들이 모인 네이버 카페의 줄임말로, 카페의 설립자는 한의사 김효진이라는 사람이다. 이 사람은 나중에 카페 이름과 같은 이름의 책도 출간했다. 되도록 약을 쓰지 말고 자연스럽게 아기를 키우자는 데 반대할 사람은 없다. 그러나 하나하나 들여다보면 그들의 주장이 너무나 황당했다. 열이 날 때 해열제를 쓰면 면역이 저하된다든지, 피부는 호흡을 하는데 로션을 발라 호흡을 못하게 하면 폐가 나빠진다든지, 아토피는 피부에 열이 쌓여 생기는데 긁어서 큰 상처가 나면 열이 빠지므로 많이 긁게 두어야 한다는 것 등 상식적으로 생각해 보면 말이 안 되는 주장들이 많았다. 예방접종을 하면 면역력이 약해지고 백신의 부작용만 생기므로 절대 병원에 가서 예방접종을 하면 안 된다는 주장도 하였다.

이쯤이었으면 좋았을 텐데, 안아키의 황당한 주장은 점점 더 과격해졌다. 끔찍하게 곪은 아이들의 피부 사진과 자세한 내용이 맘카페를 중심으로 퍼지기 시작했고, 안아키 부모들의 육아 방식이 퍼지기 시작하면서 논란이 커졌다. 아동학대를 넘어서서 주변 아이에 대한 피해가 커지고, 위험한 치료법에 따랐다가 심각한 후유증을 가진 아이들에 대한 불만이 줄을 잇자 마침내 고발과 카페 폐쇄를 거쳐 심각한 사회문제가 되었다. 놀라운 것은 문제가 불거졌을 때 카페 회원이 6만 명을 헤아렸다는 점이다.

운영자 김효진 한의사는 안아키랜드라는 사이트를 운영하며 숯가루 같은 전혀 검증되지 않은 것들을 약처럼 속여서 팔았다고 한다. 음모론에 빗대어 현대 의학에 대한 불신을 심어 주고 동시에 자신들의 물건을 파는 등의 행각을 보면, 사이비 종교 교주가 자주 보여 주는 태도와 똑같으나 이런 행태에 6만 명이나 놀아났다는 것이 우리나라의 현실이다.

'허현회 카레 사건'도 대표적인 사례이다. 허현회는 한겨레신문 영업부에서 2년간 근무한 경력을 지닌, 정규 의학 교육은 전혀 받지 않은 자칭 의학 칼럼니스트였다. 『병원에 가지 말아야 할 81가지 이유』, 『의사를 믿지 말아야 할 72가지 이유』와 같은 책을 여러 권 냈는데, 이 책들은 수만 권이 팔리면서 건강 분야 베스트셀러가 되었다.

허현회는 항바이러스제나 항생제, 진통제 등은 석유 폐기물인 벤젠이나 콜타르에서 추출한 합성물질로 자연에 존재하지 않는 물질이어서 면역력을 크게 파괴하고 간 기능을 빠르게 무너뜨린다라고 주장했다. 현대의학은 과학이 아니라 신흥종교이며, 의사들은 환자를 돈벌이로 보기 위해서 있지도 않는 여러 질병을 만들어 냈고, 몸에 안 좋은 물질들을 약이라고 이름 붙여 팔아 먹는다는 것이 그의 주장이다. 음모론에서 흔히 볼 수 있는 주장이다.

2013년 8월 허현회는 자신의 트위터에 다음과 같은 트윗을 올렸다. "미국 의사 클라우디아 월리스는 오랫동안 관절염으로 인한 통증으로 고생하던 그의 환자 페니 리코프를 화학약물이 아닌 자연의 음식인 카레를 통해 치료한 사연을 2005년 2월 『타임』지에 공개했다. 합성약으로 점점 악화되던 증상을 천연으로 쉽게 치료한 것". 그러나 평소 허현회에 비판적이던 의사들이 직접 해당 논문을 살펴보기 시작했고, 해당 논문에는 카레Curry라는 단어가 하나도 없다는 것을 밝혀낸다. 그러던 중 한 네티즌이 '설마 헬스 케어Health Care를 헬스 카레로 읽은 건 아니겠지'라는 추측을 하면서 '헬스 카레'는 한동안 인터넷에 회자되었다.

이것이 문제가 된 이유는 어찌 보면 허황된 주장이나 이를 맹신한 사람들이 수만 명이나 되었다는 점이다. 수술로 완치 가능한 1기 폐암인데 허현회의 주장만 믿고 자연 치료한다고 하다가 암이 번져서 사망한 환자도 생겼고, 점차 그 부작용이 속출했다. 허현회만 믿었는데, 가족이 죽었다며 억울함을 호소하는 글들이 인터넷에 많이 올라왔다.

허현회는 병원 치료를 거부해야 한다고 혹세무민惑世誣民하다가 55세라는 젊은 나이에 당뇨합병증과 결핵으로 사망했다. 요즘 같은 세상에서 55세라는 젊은 나이에 그것도 당뇨와 결핵으로 사망하기는 쉽지 않다. 그는 의사의 처방을 거부하고 본인의 평소 주장대로 자연치유로 두 가지 질병을 이겨 내려다 아까운 생을 일찍 마감했다. 그나마도 몸이 완전히 망가지고 난 마지막 순간에는 병원에 입원해서 병원 치료를 받았다고 한다. 다른 사람들에게는 절대로 병원에 가지 말라고 하면서, 정작 본인은 마지막에 늦게나마 병원을 찾았다는 점이 아이러니하다.

결국 안아키나 허현회의 주장을 믿고 따르는 수만 명이 생겼다는 것은 의료계 전반에 대한 한국사회의 불신, 믿고 싶은 것만 믿는 사람들의 심리가 반영된 것이다. 잘못된 정보가 떠돌아다니지만, 전문가의 의견을 존중하기보다, 비전문가가 여럿 달려들어 결론을 내리고 종교처럼 믿어 버리는 것이 우리가 접하는 사회현상이다. 전문가의 역할을 점차 무시되고 있는데 이는 비단 의료계뿐만이 아니다. 한국사회 전반에 걸쳐서 전문가를 신뢰하지 않는 풍조가 만연해 있다. 우리 사회의 신뢰 프로세스 전반에 걸친 문제이고, 우리는 앞으로 이로 인한 사회적 비용을 많이 치러야만 할 것 같다.

아직도 인터넷에는 또 다른 안아키나 허현회가 많이 있다. 사람은 본디 보고 싶은 현실만 보고, 믿고 싶은 현실만 믿고 싶어 하는 법이기에 그럴 수 있다고 간주하기에는 사안이 그리 간단치 않다. 그 피해가 고스란히 환자에게 돌아가고 아무도 책임지지 않기 때문이다.

5) 어려울수록 냉정한 눈을 가지자

'호랑이 굴에 들어가도 정신만 차리면 산다'라는 속담이 있다. 정신을 차린다는 것은 상황을 객관적이고 냉정하게 바라본다는 의미이다. 위험에 빠지게 되면 사람은 이성을 잃기 쉽고 감정에 휩쓸리기 쉽다. 감정에 휩쓸리게 되면 당황하게 되고, 당황하게 되면 잘못된 판단을 내리게 된다. 암이라는 큰 병을 만났을 때일수록 정신을 가다듬고 냉정하고 객관적인 시각을 가져야 한다. 병에 대한 두려움과 절망에 빠진 나머지 시각까지 흐려지거나 자포자기해서는 안 된다.

현재 처해 있는 상황을 객관적이고 냉정하게 이해해야만, 어떻게 해야 할지 정답을 얻을 수 있다. 지나친 희망에 빠지는 것도 지나친 절망에 빠지는 것도 금물이다. 인터넷에는 지나친 희망적인 정보가 많거나 지푸라기라도 잡으려는 사람을 유혹하는 정보가 많다. 그렇기 때문에 무엇보다 냉정한 시각을 갖고 수없이 쏟아지는 인터넷 정보를 가려서 받아들이는 것이 중요하다. 그렇다면 어떻게 해야 할까?

상업적 냄새가 나는 정보만 골라낼 줄 알아도 절반은 성공한다. 즉 어떤 정보를 접했을 때 상업적 정보인지 아닌지 여부만 따져 보아도 환자에게 편향된 정보를 차단할 수 있다. 참고로 인터넷 포털 사이트에 들어가 '암'이라는 단어를 넣어 검색했을 때 가장 먼저 눈에 띄는 것은 스폰서 링크 등의 광고성 링크이다. 이는 사이트에 돈을 내고 링크를 해 달라는 일종의 광고이다. 게다가 자세히 들여다

보면 정통 의학과는 거리가 먼 정보들이 대부분이다. 이런 정보를 접했을 때 '상업적인 냄새가 나는구나' 하고 느끼면 된다는 것이다. 하지만 이론상으로는 알고 있으면서도 막상 암에 걸리면 혹시나 하는 마음에 찾아 들어가 보게 되어 있다. 머리로 아는 것과 마음으로 느끼는 것은 그래서 다르다.

힘들고 어려울수록 넘쳐나는 정보를 걸러 내고 추려서 받아들여야 한다. 자료를 모으고 공부를 하다 보면 공통적으로 반복되는 이야기가 나올 것이다. 그런 정보는 신뢰할 만하다. 반면 한 가지 치료법이나 약제를 지나치게 강조한다거나 납득할 수 없을 정도로 가격이 비싸거나, 상담 전화를 하면 자세히 알려주겠다는 식의 경우는 믿을 만한 정보가 아닐 가능성이 높다. 인터넷에 떠도는 수많은 정보를 비판적으로 읽고 가려내는 것, 이 또한 환자와 보호자의 몫이다.

그러기 위해서는 정말 열심히 공부를 해야 한다. 우리는 흔히 '공부' 하면 중고등학교 때 했던 입시 공부를 떠올리곤 한다. 책을 보고 외우고 5지선다 객관식을 맞혀 높은 점수를 받고 좋은 등수를 받아 좋은 대학 가는 것만이 공부가 아니다. 내 삶을 바꿀 수 있어야 공부다. 암에 걸리고 어려움에 처했을수록 공부를 해야 한다. 암에 대한 공부를 많이 하라고 했더니, 내가 이 나이에 공부를 해야 하냐고 물어보는 환자분들이 많다. 우리는 대학만 들어가면 공부는 그만해도 된다고 생각하는 경향이 있다. 아니다. 공부해야 한다. 암에 대해서 열심히 공부해야 한다. 공부는 원래 죽을 때까지 하는 것이다. 평생 배우는 것이다. 특히 암에 대한 공부는 목숨 걸고 하는 공부이다.

6) 환우회와 인터넷 카페

 사람과 사람이 관계를 맺고 살듯이, 인터넷에서도 역시 중요한 것은 역시 소통의 기능이다. 그래서 인터넷상에는 암환자나 가족을 위한 환우회나 인터넷 카페가 많다. 환우회마다 조금씩 성격이 다르긴 하지만 전문 자료를 많이 확보하고 있는 카페도 있고, 투병 일기처럼 실제 경험을 많이 확보하고 있는 카페도 있다. 오프라인 모임을 자주 갖는 카페도 있고, 젊은 사람들 위주로 구성된 카페도 있다.

 이러한 환우회와 카페의 장점은 나 혼자만 큰 병을 앓으며 힘들어 하는 것이 아니라는 위안과 정보를 얻을 수 있다는 점이다. 다른 사람들이 치료하는 것을 보고, 다른 사람들의 경험을 배울 수 있으며, 궁금한 것은 서로 묻고 대답하면서 궁금증을 해결할 수도 있다. 의사에게 물어보기 힘들었던 사항을 비슷한 처지의 환자들을 통해 확인할 수도 있다. 같은 병을 진단받고 서로 마음의 위안을 받으며 힘든 투병 생활을 함께 해 나갈 수 있다는 점에서 긍정적이다. 치료 중인 환자나 치료를 도와주는 환자 가족의 체험담을 많이 들어 두면 투병 의지를 북돋우는 데 큰 도움이 된다.

 하지만 반대로 부적절한 카페에 가입할 경우 그 폐해가 의외로 만만치 않다. 잘못된 정보를 주고 받으며 함께 이상한 방향으로 나아가거나 검증된 주된 치료를 외면해 버리는 일이 생기기도 한다. 사이비종교에 빠지듯이 이상한 민간요법에 빠져서 몸을 망치기도 한다. 담당 의사에게 물어봐야 할 의학 자문을 환우들에게 했다가 엉뚱한 대답을 듣고 비관하거나 혹은 지나치게 낙관하는 일도 흔히 생

〈표3〉 인터넷 카페 환우회 구별법

좋은 인터넷 카페 / 환우회	• 객관적인 정보가 많은 곳 • 회원 수가 많고 역사가 오래된 곳 • 다수의 회원들이 자발적으로 활동하는 곳 • 의약품 거래를 금지시킨 곳 • 환우회나 카페 운영 비용을 투명하게 공개하는 곳 • 광고성 글을 운영자가 수시로 삭제하는 곳 • 상업성 글을 올리면 강제 탈퇴 당하는 곳
좋지 않은 인터넷 카페 / 환우회	• 상업적 내용이 많은 곳 • 특정 건강보조식품이나 민간요법을 과도하게 홍보하는 곳 • 카페 중간 중간에 계좌번호가 있거나 돈을 송금하라는 내용이 있는 곳 • 한두 사람의 활동이 유난히 많은 곳

긴다.

또, 문제 되는 행위는 환우회에서 항암제를 사고 팔거나 건강보조 식품을 사고파는 행위이다. 항암제는 전문의약품이어서 유통기한과 보관 상태 등을 철저하게 지켜야 하는데, 간혹 환우회에서 먹다 남은 항암제를 싼 가격에 판다면서 중고 장터 거래하듯이 거래되는 일이 있다. 유효 기간이 얼마나 남았는지, 모양이 유사한 가짜 약은 아닌지, 변질된 약인지 알 수가 없어 무척 위험한 일이다. 전문가가 보기에는 전혀 듣지도 않을 약인데도 만병통치약처럼 고가에 거래되기도 한다. 간혹 마약성진통제까지 거래되는 일이 있는데, 마약성진통제를 개인간 거래하는 것은 마약류 관리법 위반으로 매우 강력한 형사처벌을 받을 수 있으므로 절대로 하면 안 된다. 환우회에서 개인간에 약을 사고파는 행위는 매우 위험한 불법 행위이고 절대로 해서는 안 되는 행위이다.

결국 카페에 가입할 때는 여러 곳을 둘러보고 선택하는 것이 좋다. 단, 상업적 내용이 많거나 특정 물질을 과도하게 홍보하는 곳, 한두 사람의 활동이 유난히 많은 곳은 피하고, 회원이 많거나 나름대로 역사가 오래된 카페에 가입하는 것이 좋다. 그래야 많은 사람들에게 여러 가지 의견을 종합적으로 들을 수 있고, 가지고 있는 자료도 많아지기 때문이다. 인터넷을 이용한 정보 공유에는 장단점이 있다.

3. 통계수치 이해하는 법

1) 기대 여명 – 얼마나 더 살 수 있을까요?

"환자가 얼마나 더 살 수 있을까요?"

"그런 거 있잖아요. 길어야 몇 개월이라 하는 거요."

"대략이라도 선생님은 알잖아요. 속 시원하게 말씀해 주세요."

환자나 보호자들이 가장 궁금한 것은 아마도 예후와 기대 여명에 관한 부분일 것이다. 진료실에서 걱정스런 표정으로 이런 질문을 해 오면 의사인 나로서도 대답하기가 쉽지 않다. 멋모르던 전공의 1년 차 때는 암종별로 통계수치를 다 외웠다. 위암의 5년 생존율이 몇 % 이고, 평균 생존 기간은 몇 개월이며, 항암 치료를 하면 생명이 몇 개월 연장되고, 항암 치료를 하지 않으면 평균 얼마나 살 수 있다 등등 암종 별로 수치를 모두 외워 환자와 보호자들이 물어보면 열심히 대답해 주었다.

그런데 그렇게 알려 주고 난 뒤 틀리는 경우가 발생한다. 아니, 사실 거의 대부분의 경우가 틀렸다. 두 달밖에 더 살지 못할 것이라고 했는데 실제로는 6개월을 더 사는 경우도 있고, 6개월은 더 살 것이라 했는데 1개월 뒤에 사망하는 경우도 있었다. 예상보다 빨리 돌아가셔서 보호자에게 원망을 받기도 했고, 의사로서 신뢰감이 떨어지기도 했다. 임상경험이 쌓이고 보는 환자 숫자가 늘어날수록 예측이 정확해져야 하는데, 오히려 그 반대였다. 임상경험이 쌓일수록 예측이 틀리는 환자가 많아졌다. 더 많은 환자를 볼수록 예외적으로 좋은 환자나 나쁜 환자를 더 많이 볼 수밖에 없기 때문이다.

한 가지 예를 들어 보자. 산업혁명 중 영국 국민의 평균수명은 20세가 채 안 되었다고 한다. 평균수명이 20세라면 모든 사람이 태어나서 20세가 되는 순간 사망한다는 것일까? 물론 아니다. 평균수명이 20세인 것은 높은 영아사망률 때문이었다. 세 명의 사람이 있는데 한 명은 58세에 죽고, 나머지 두 명은 1세에 죽었다면 평균수명이 20세가 되는 것이다. 세 명이 똑같이 20세까지 살다가 죽는 것이 아니다. 그런데도 평균수명이 20세라고 하면 마치 20세가 되면 다 죽는 것처럼 생각하기 쉽다. 이것이 바로 통계수치의 맹점이다. 통계수치를 이해할 때는 그 속에 숨은 뜻까지 정확히 이해해야 한다. 통계수치는 어디까지는 통계수치일 뿐 모든 경우에 다 적용되는 것이 아니기 때문이다.

얼마나 더 살 수 있겠냐는 질문을 받으면 나는 가끔씩 이렇게 반문한다.

"제가 이제 얼마나 더 살 수 있을까요?"

"그러면 저는 얼마나 더 살 수 있을까요? 맞혀 보세요. 맞히시면 저도 가르쳐 드릴게요."

"에이, 선생님도 참……. 건강한 사람과 암환자가 같겠어요?"

"대한민국 남성의 평균수명이 일흔다섯 살이에요. 그럼 맞혀 보세요. 저는 얼마나 더 살 수 있을까요? 통계수치는 나와 있어요. 저는 언제 죽을까요? 평균이 일흔다섯이니까, 일흔다섯 살 땡 하는 순간 죽을까요? 그렇지 않겠지요. 교통사고 나서 내일 죽을 수도 있고, 백 살까지 살 수도 있겠지요. 젊어서 요절하는 사람과 백 살까지 장수하는 사람들을 전부 다 평균 내 보니까 일흔다섯 살이더라 하는 이야기에요. 일흔다섯 살에 죽는다는 이야기가 아니에요."

"암환자도 마찬가지에요. 암에 걸리고 다음 날 죽는 환자분도 있을 것이고 잘 치료 받아 몇 년씩 오래 오래 사는 환자분도 있을 거고, 그런 환자분들을 모두 다 모아서 평균을 내 보니 어느 정도 사시더라, 하는 그런 의미예요."

그제야 보호자들은 내 의도를 파악한다.

대한민국 남성의 평균수명이 75세라는 것은 말 그대로 평균적인 수치일 뿐이다. 75세보다 오래 사는 사람도 있고, 적게 사는 사람도 있다. 75세보다 오래 사는 사람과 적게 사는 사람들을 모아서 평균을 내 보니 75세라는 것뿐이다. 그렇기 때문에 생존 기간이 앞으로 몇 개월이나 남았느냐는 질문은 개개인에게 큰 의미가 없다. 통계수치로는 평균 6개월이라고 해도 6개월 이상을 사는 환자도 있고, 예상한 6개월도 살지 못하고 사망하는 환자도 있다. 개인마다 천차만별이다. 그렇기 때문에 모든 사람들의 생존 기간을 합해서 평균을 내 보는 것이다.

개인마다 차이가 있다고 하더라도 대략적인 경향성은 있다. 일반적인 사람은 65~85세 사이에 가장 많이 사망하는 경향이 있다. 이것은 '경향성'이다. 경향성을 가지면 간단한 판단은 가능해진다. 가령 누군가가 80세까지는 살 수 있느냐고 물어봤다고 해 보자. 80세까지 살다가 죽는 사람들이 평균적으로 많으니 아마도 당신도 그럴 수 있을 거라는 대답 정도는 해 줄 수 있다. 하지만 누군가가 200세까지 살고 싶다고 한다면, 어떻게 대답할 것인가. 아무리 우겨도 200세는 절대 살 수 없다는 이야기는 할 수 있다. 100세 넘기기도 쉽지 않다는 사실이 이미 통계자료에 다 있고, 200세를 산 사람은 한 명도 없었다는 것이 통계자료에 다 있기 때문이다. 통계자료가 경향성에 대한 하나의 참고 자료로 활용될 수는 있다.

'평균적으로 볼 때 6개월 더 살다가 돌아가시는 경향성이 있다'는 것을 오해해서 '6개월밖에 못 산다'라고 이해하면 곤란하다. 행여라도 과거 다른 암환자들 생존 통계수치에 현혹되어 향후 환자의 치료 의지가 꺾인다면 더욱 곤란하다.

물론 의사들 중에서도 남은 기간을 구체적으로 언급해 주는 경우도 있다. 이런 방법은 특히 회복하기 어려운 위중한 상태라는 것을 강조하여 전달할 때 유용하다. 보호자 입장에서는 의사의 설명이 지나치게 어려워 이해가 쉽지 않았는데, 담당 의사가 3개월, 6개월 등의 숫자를 거론하여 이야기해 주면 막연하기만 했던 환자의 상태가 바로 와닿는 경우가 많다. 하지만 사람 일은 아무도 모르는 법이므로 이런 숫자들에 너무 현혹될 필요도 없고, 또 현혹되어서도 안 된다. 통계는 참고치가 될 수는 있어도, 언제까지나 통계일 뿐 그 이상도 그 이하도 아니다.

참고로 청진기도, 엑스레이도 없던 시절 히포크라테스가 명의로 유명했던 것은 치료를 잘해서가 아니라 환자가 언제 죽을지를 잘 맞혔기 때문이라고 한다. 당시에는 병이 진행되는 것을 늦출 만한 마땅한 치료법이 없었으니 병의 자연 경과만 알면 환자가 언제 사망할지를 맞히는 것이 크게 어렵지 않았을 것이다. 하지만 의학 기술과 수준이 발전하고 다양한 치료법이 개발되면서 환자를 완치시키거나, 최소한 병의 진행을 늦출 수 있는 방법이 많아져 이제는 정확한 사망 시점을 예측하기가 점점 더 어려워지고 있다.

환자와 보호자가 남은 기간에 대해 궁금해 하는 심정이야 이해하지만 통계를 가지고 남은 기간을 예측하는 것은 결코 쉽지 않은 문제이다. 미래란 원래 불확실한 것이기 때문이다. 중요한 것은 미래는 원래 불확실하다는 것을 있는 그대로 인정하고 현재를 어떻게 충실히 살아가야 할지를 계획해야 한다는 것이다. 그럴 때 미래가 주는 불확실성 속에서 현재 삶의 진정한 의미를 발견할 수 있다. 인생은 본디 불확실하며 여러 가지 예상치 못했던 일들이 발생하는 하나의 과정이다. 그 과정 속에서 우리는 배우고 성장해 나간다.

통계수치는 나보다 먼저 암을 앓았던 다른 사람들의 과거이다. 다른 사람들의 과거가 나의 미래를 바꾸는 것이 아니라, 나의 현재가 나의 미래를 바꾸는 것이다. 내가 미래에 얼마나 더 살겠는지 궁금해한들 현재가 달라지지 않는다. 하지만 현재를 열심히 살면 미래가 바뀐다. 현재를 통해 미래를 선택할 수 있다. 아무리 나의 미래가 궁금하더라도, 분명한 것은 모든 사람은 죽기 전까지 산다는 사실뿐이다. 최선을 다해 치료를 받고 좋은 결과가 있기를 기다리는 수밖에 없다. 항암 치료가 잘되면 정해진 시간, 남들이 살았던 평균 기대여명보다 더 오래 살 수 있게 된다.

하지만 사람 일은 아무도 모른다. 그래서 '진인사대천명盡人事待天命'이라고 하지 않았겠는가. 중요한 것은 남의 통계수치를 보며 아직 오지 않은 나의 미래를 불안해 하는 것이 아니라, 지금 내가 현재를 어떻게 잘 살아 낼 것인가 하는 것이다. 우리에게 주어지는 것은 과거나 미래가 아니라 오직 나의 현재뿐이다. 통계수치, 기대여명은 오직 참고 사항이며, 통계수치를 참고 삼아 현재를 살아가는 데 보다 유용하게 활용하면 되는 것이다. 그뿐이다.

2) 정보의 비뚤림

'담당 의사는 6개월 넘기기 힘들다고 하던데, 억장이 무너지는 줄 알았습니다. 어떻게 해야 할까요?'

'저도 폐암 4기 선고 받고 1년 넘기기 힘들다고 했는데, 지금 항암 치료 받으면서 3년째로 접어들고 있습니다. 의사들은 원래 그렇게 말해요. 의사들 말에 너무 개의치 말고 힘내시기 바랍니다.'

'저희 어머니도 6개월밖에 못 산다고 했는데, 2년째 잘 지내고 계십니다. 희망을 가지세요. 6개월밖에 못 산다고 하는 이야기는 무시하세요. 겁 주려고 하는 이야기예요.'

'원래 그렇게 말하는 건가 보네요. 댓글 달아 주신 것을 보니 희망이 생깁니다. 우리 어머니 꼭 20년은 더 사실 수 있도록 해 보렵니다. 20년 사셔서 나중에 보란 듯이 그 담당 의사 콧대를 눌러 버리고 싶네요. 어찌나 쌀쌀맞게 이야기하던지…….'

인터넷에는 이런 류의 글과 댓글들이 많다. 앞서 기대여명은 모든 환자들의 여명을 합쳐서 평균을 낸 개념이라고 했다. 평균보다 긴 사람과 평균보다 짧은 사람들이 모여 평균치가 나온다. 당연한 이야기지만 평균적인 기대여명보다도 오래 산 환자도 있고, 기대여명보다도 짧게 살다 간 환자도 있다.

평균보다 짧게 살다가 돌아가신 분은 대부분 인터넷에 글을 쓰지 않는다. 환우회 카페 활동을 하다가도 환자분이 돌아가시고 나면 더 이상 환우회 카페 활동을 하지 않게 된다. 예후가 나쁘거나 이미 돌아가신 분들은 글을 남기지 않는다. 죽은 사람은 글을 쓸 수 없고, 유가족들도 글을 남겨 봐야 아픈 옛 기억에 괴로워서 글을 잘 쓰지 않는다.

그러다 보니 당연하게도 평균보다 긴 분들만 인터넷 활동을 하고 글을 쓴다. 그러니 이런 글에는 "나도 기대여명보다 오래 살았다"는 댓글이 달릴 수밖에 없다. 일종의 비뚤림이다. 예후가 좋고 결과가 좋은 분들이 주로 인터넷 활동을 한다. 나 역시 그 사람들처럼 결과가 좋을 수도 있지만, 반대로 결과가 나쁠 수도 있다.

비슷한 맥락으로 의사에 대한 나쁜 평판이 있다. 인터넷에는 의사에 대해 나쁘게 이야기하는 글이 많다. 담당 의사에게 억울한 일을 당했거나 불친절한 일을 당하면 이를 성토하는 글을 많이 올린다.

억울함을 풀기 위해서 글을 올리고, 어떻게 해야 하는지 도움을 요청하기 위해서 글을 올린다. 그런 글을 읽다 보면 그 의사는 매우 나쁜 의사이고 그 의사에게는 절대 가면 안 될 것 같다.

하지만 사람들은 자신의 담당 의사가 정말 좋을 때 담당 의사를 칭찬하는 글을 인터넷에 올리지 않는다. 정말 친절하게 진료를 잘 받았다면, 그 의사를 직접 보고 고맙다고 이야기하지, 왜 인터넷 공간에 있는 제3자들에게 고맙다는 이야기하겠는가. 그것이 원래 사람의 심리이다. 그래서 인터넷에는 의사를 비난하는 글이 주를 이룬다. 실제 그 의사가 정말 나쁜 의사냐는 것은 별개의 사안인 경우가 많다.

인터넷을 통해 분명 좋은 정보를 얻을 수 있다. 하지만 조금만 냉정하게 판단해 보면, 인터넷을 통해 얻는 정보도 비뚤림이 있다. 글 몇 개만 보고 정확히 판단하기가 어렵다. 정보를 많이 접할수록 명확해 지는 것이 아니라 판단이 어려워질 수도 있다.

판단이 어려울 때는 두 가지 방법이 있다. 외적으로는 전문가에게 의지를 하는 방법과 내적으로는 냉정하게 현실을 바라보는 방법이다. 하지만 이게 쉽지는 않을 것이다. 시오노나나미가 『로마인 이야기』에서 이야기하듯이 본디 사람은 보고 싶은 현실만 보려 하고, 듣고 싶은 이야기만 들으려 하기 때문이다. 보고 싶지 않은 현실까지 정확하게 직시하며, 미래를 위해 냉정하게 준비하는 사람들은 본래 많지 않다. 우리는 이런 사람을 훌륭한 사람이라고 이야기한다. 보통의 사람은 보기 싫은 것과 듣기 싫은 것은 외면하고, 보고 싶은 것만, 듣기 좋은 것만 찾아다닌다. 중국의 고전 『사기史記』에도 나오듯이

'좋은 약은 입에 쓰고, 충신의 말은 귀에 거슬린다.'

3) 반응률의 의미

통계수치에 맹점이 있고 한계가 있음을 알긴 했지만 그래도 통계에 대해 알고 싶다면 확률로 이해하는 것이 좋다. 항암 치료가 얼마나 효과적인지 또는 환자가 얼마나 오래 살지를 예측해 주는 대표적인 통계지표가 3가지 있으니, 바로 '반응률', '생존율', '중앙생존기간'이다.

'반응률response rate'은 종양이 가장 긴 길이를 기준으로 할 때 30% 이상 줄어들 확률을 의미한다. "항암 치료를 하면 얼마나 좋아지나요?"라고 물었을 때 의사가 "항암 치료를 하면 좋아질 확률이 ○○% 정도입니다"라고 할 때 주로 이용하는 수치이다. 반응률이 45%라고 한다면 항암 치료를 통해 종양의 가장 큰 길이가 30% 이상 확 줄어들 확률이 45%라는 의미이다. 100명을 대상으로 항암 치료를 했더니 45명은 항암 치료에 반응이 있어 종양이 30% 이상 줄어들었고, 55명은 치료에도 불구하고 상태가 그대로였거나 오히려 암이 커졌다는 의미이다. 물론 반응률이 높을수록 좋은 항암 치료라고 할 수 있다. 하지만 이 반응률이 높다고 하더라도 모든 환자들이 100% 치료에 반응하는 것은 아니다. 숫자는 숫자 그대로 이해해서는 안 된다.

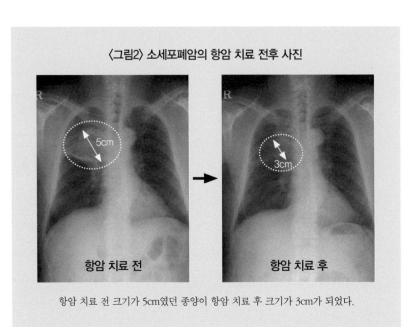

〈그림2〉 소세포폐암의 항암 치료 전후 사진

항암 치료 전

항암 치료 후

항암 치료 전 크기가 5cm였던 종양이 항암 치료 후 크기가 3cm가 되었다.

　위의 사진을 보면 항암 치료 전 크기가 5cm였던 종양이 항암 치료 후 3cm가 되었으므로 40% 감소한 것이고, 종양이 30% 이상 줄어들었기에 '부분반응partial response' 상태이다. 항암 치료에 잘 반응했고, 암이 많이 줄어들었다. 소세포폐암의 항암 치료 반응률은 약 70% 정도이다. 소세포폐암 환자 10명 가운데 7명은 항암 치료를 받을 경우 암 크기가 30% 이상 줄어든다.

　하지만 어떤 항암제의 반응률이 45%라고 해도 엄밀히 말해 그것은 다른 환자들이 치료 받은 기록일 뿐 나에게도 똑같이 반영된다는 보장은 어디에도 없다. 항암 주사를 맞고 암 덩어리가 줄어들면 나에게 반응률은 100%이고, 그렇지 않으면 반응률은 0%인 것이다. 반응률은 나보다 먼저 치료를 받았던 환자들의 데이터일 뿐이다.

그렇다고 하더라도 종양내과의사들에게 반응률은 중요한 의미를 갖는다. 어떤 약을 어떻게 사용할지 정하는 기준이 되기 때문이다. 야구로 치면 대타를 내보내야 하는데, 타율이 2할5푼인 타자 A와 타율이 3할인 타자 B 중 어느 선수를 대타로 내보내야 할 것인가와 비슷하다. 감독 입장이라면 당연히 타율이 3할인 타자 B를 대타로 내보내려 할 것이다. 하지만 타자 B가 막상 타석에서 안타를 칠지 못 칠지는 별개의 문제이다. 타율이 높은 타자 B가 안타를 칠 수도 있고, 못 칠 수도 있다. 오히려 타자 B는 안타를 못 치고 타자 A는 안타를 치는 상황도 충분히 생길 수 있다. 어떤 결과가 나올지는 미리 알지 못한다. 공은 둥글고 결과는 예측하기 어렵다. 그것이 야구이고, 그것이 인생이다.

때로는 야구 감독이 타자 A를 내보낼 수도 있다. 상대 투수가 왼손투수인데, 왼손투수를 상대로 한 타율은 타자 A가 3할1푼이고 타자 B가 2할7푼 이라면 타자 A를 내보내는 것이 더 타당해 보인다. 만일 타자 C가 있는데 타자C의 타율은 2할이지만 홈런이 25개이고, 현재 상황이 4점차로 뒤진 9회말 2사 만루라면 타자 C를 내보내는 것도 방법이다. 안타 하나로는 동점이 안 되지만, 타자 C가 홈런을 친다면 동점이 가능해지는 상황이기 때문이다.

야구감독과 마찬가지로 종양내과 의사들은 항암제의 여러 데이터들, 즉 반응률, 무진행 생존률, 전체 생존률, 치료 부작용, 항암 치료 가격, 보험 기준 등 여러 기준을 고려하여 항암제를 정하게 되고 종합적으로 치료 계획을 정하게 된다.

최근에는 암의 크기가 줄어드는 반응률 외에도 암이 커지지 않는

'안정병변Stable disease'을 중요하게 여기기도 한다. 암이 줄어들지 않는다고 하더라도, 암이 커지지 않고 항암 치료로 부작용 없이 오래 오래 잘 지내는 것을 중요한 지표로 여기기도 한다.

4) 중앙생존기간의 의미

'중앙생존기간'이라는 개념이 있다. 영어로는 'median survival'로, "환자가 얼마나 더 살까요?"라는 질문에 의사들이 6개월이니 9개월이니 등의 대답을 하는 근거이다. 중앙생존기간은 암을 진단 받고 나서 얼마나 더 사느냐를 평균한 개념이라고 생각하면 된다. 엄밀히 말하자면 평균과는 조금 다른 개념이지만, 평균이라고 쉽게 이해해도 무방하다.

아래의 그림은 종양내과 의사들이 지겹도록 보는 생존곡선이다. 암환자가 모두 100명이 있었다고 해 보자. 시간이 지나면서 점점 사망하는 환자가 생기게 된다. 사망하는 환자가 생길수록 특정 시점에서의 생존확률은 떨어지기 때문에 그래프가 점점 아래로 내려올 수밖에 없다. 12개월이 지나면 생존확률은 90%가 되는데, 100명 중 이미 10명이 사망했다는 의미가 된다. 이렇게 100명의 환자가 있다고 할 때 50번째 환자가 사망하는 시점이 중앙생존기간이고, 이 중앙생존기간을 보통 평균 생존 기간으로 이야기하곤 한다. 그래프를 보면 알 수 있듯이 중앙생존기간보다 훨씬 더 짧은 시점에서 사망하는 사람도 있고, 훨씬 더 오래 살다가 사망하는 사람도 있다. 그래서 의사들이 평균 6개월이니 9개월이니 해도 그 수치가 잘 맞지 않을 수밖

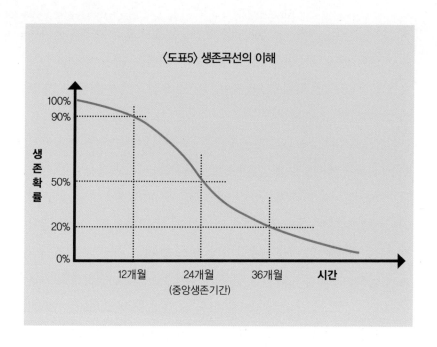

〈도표5〉 생존곡선의 이해

생존확률

100%
90%
50%
20%
0%

12개월   24개월   36개월   **시간**
         (중앙생존기간)

에 없다. 생존곡선은 개별 환자의 결과를 예측해 주지 않는다. 생존
곡선은 전체 환자 집단에 대한 하나의 경향성일 뿐이다. 하지만 그
경향성이 시사하는 바가 크기에 의사들은 생존곡선과 중앙생존기간
에 의지해서 치료 계획을 세운다.

5) 생존율의 의미

암환자가 얼마나 오래 살지를 예측하는 다른 지표는 생존율이다.
생존율을 따질 때에는 특정 시점에서의 생존율, 즉 특정 시점에서
얼마나 많은 사람들이 살아 있느냐를 따지게 된다. 위의 생존곡선에

서 1년 생존율을 90%가 되고 2년 생존율은 50%가 되고 3년 생존율은 20%가 된다. 즉, 위의 생존곡선은 1년 뒤에는 10명 중 9명이 살아 남게 되고, 2년 뒤에는 5명만이 살아남게 되고, 3년 뒤에는 2명만이 살아남는다는 의미이다.

완치율을 따질 때에는 '5년 생존율5 year survival rate'을 많이 이야기한다. 5년 생존율은 말 그대로 암환자가 5년을 살 확률이 얼마나 되느냐는 것이다. 5년 생존율이 15%라면 100명의 환자 가운데 15명만이 5년 뒤까지 살아남는다는 의미이고, 30%이면 30명만이 살아남는다는 의미이다. 1년 생존율이나 3년 생존율로 따질 수도 있지만 굳이 5년으로 따지는 의미는 암 치료에서 5년이라는 숫자가 완치를 의미하는 것으로 간주하기 때문이다. 즉 치료를 받고 병이 사라진 채 5년간 살아 있으면 완치되었다고 보는 것이다. 암마다 차이가 있긴 한데, 가령 유방암의 경우 7년이나 8년, 심지어 10년 뒤에도 재발하는 경우가 있어 7년 생존율로 따지는 것이 낫다고 말하는 의사도 있다. 암에 따라 조금씩 차이는 있을 수 있지만 일반적으로는 5년 생존율이 완치율과 같은 의미로 사용된다. 5년 생존율이 높은 암일수록 완치율이 높은 암이라고 생각하면 된다.

〈4장〉넘쳐나는 정보 대하기

핵심 정리

1. 기적적인 대체요법이나 획기적인 암 치료법이 언론에 자주 보도되는데, 그것은 하나의 주장일 뿐 의학적으로 충분한 검증을 거친 사실이 아닌 경우가 많다.

2. 암에 대한 잘못된 기사나 과장된 기사가 환자들에게 잘못된 지식을 심어 줄 수 있다.

3. 언론이나 인터넷에 떠도는 의학 정보는 냉정한 시각으로 다시 한번 생각하고 비판적으로 받아들여야 한다.

4. 상업적 냄새가 나는 정보를 잘 걸러 낼 줄 알아야 한다.

5. 통계수치는 어디까지나 통계수치일 뿐 모든 경우에 다 적용되는 것은 아니다.

6. 통계는 하나의 경향성으로 이해해야 하며, 지나치게 현혹될 필요도 없고, 현혹되어서도 안 된다. 과거의 통계수치가 반드시 미래를 말해 주지는 않는다.

7. 항암 치료가 얼마나 효과적인지, 환자가 얼마나 오래 살지를 예측해 주는 통계 지표 3가지는 다음과 같다.
   ① 반응률response rate : 항암 치료를 통해 암 크기가 30% 이상 줄어들 확률
   ② 5년 생존율 : 암환자가 5년을 살 확률이 얼마나 되는가.
   ③ 중앙생존기간 : 암을 진단 받고 난 뒤 얼마나 더 사느냐를 평균한 개념